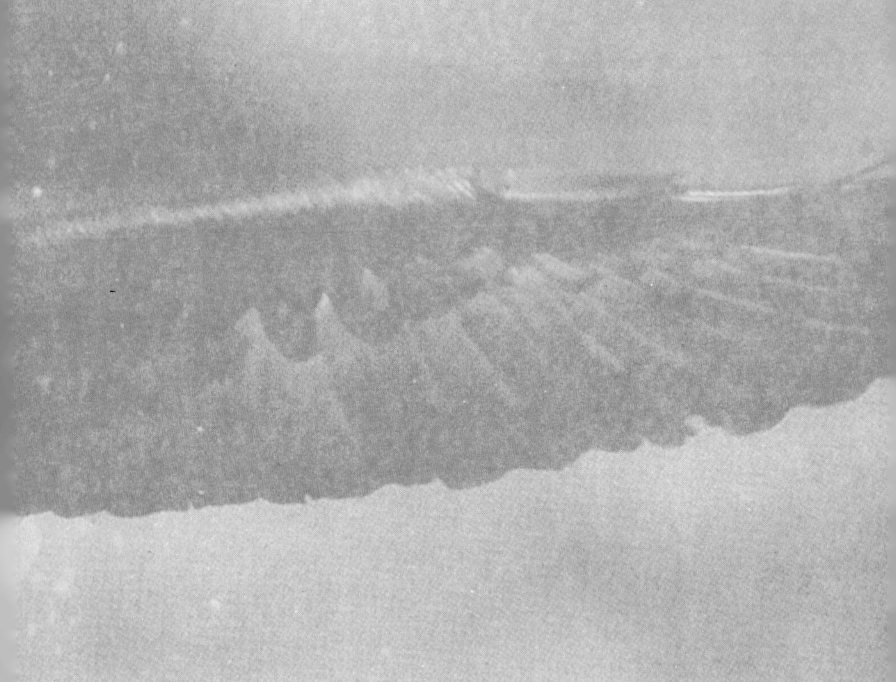

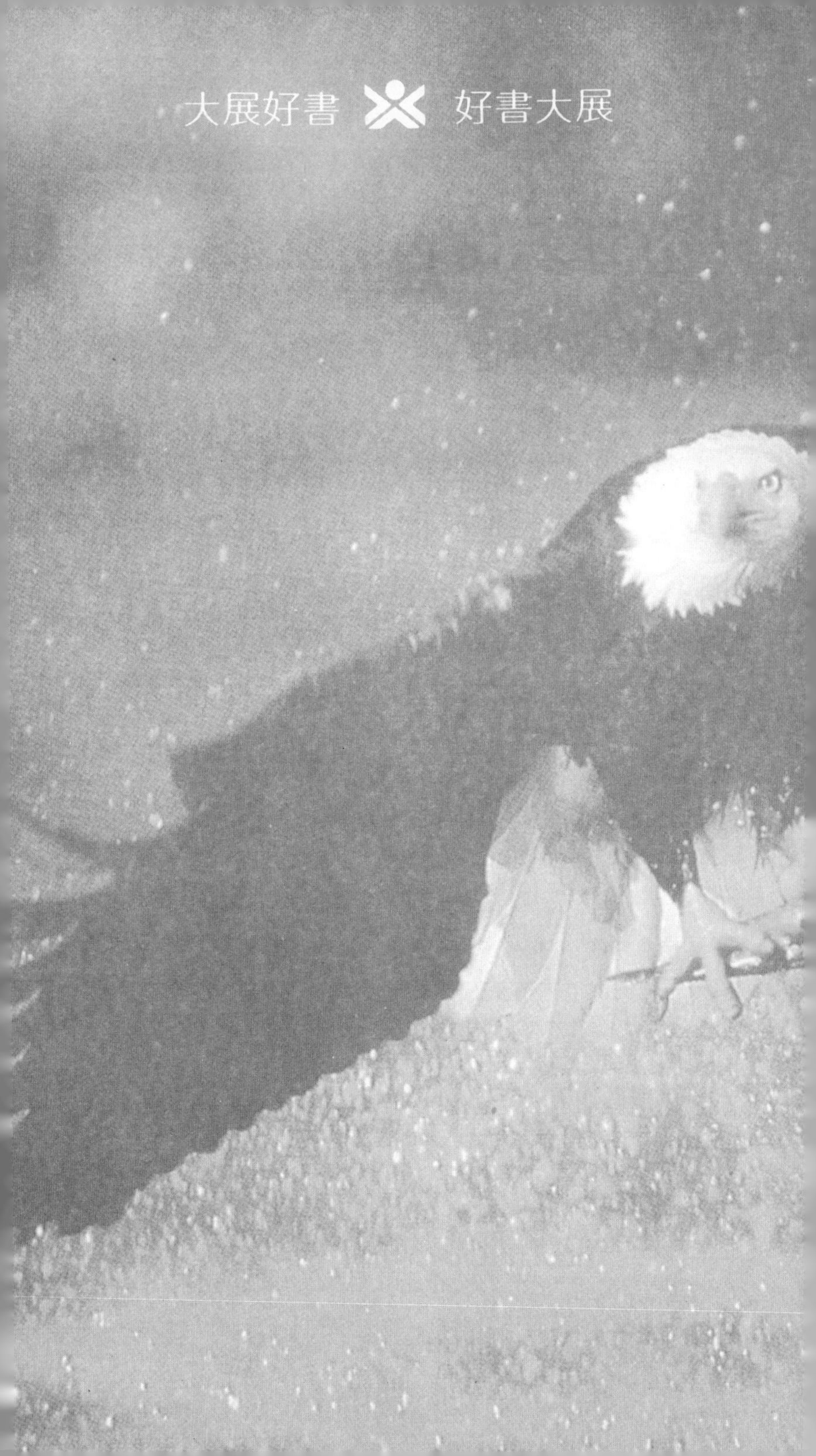
大展好書
好書大展

呂建強、許尚臣、曲永霞／編著

時辰療法

危險時刻凌晨4時

目錄

第一章　緒言

方興未艾的時間療法……………………………………一三

第二章　人體活動具有周期節律性

一、人體活動具有周期節律性……………………………一六
二、生物鐘控制著人體節律………………………………一八
三、影響人體節律的因素…………………………………二二

第三章　疾病的發生和進展具有周期節律性

一、熟悉疾病的發生和進展……二六
二、診治疾病勿忘人體節律……三四
三、警惕發病的「危險時刻」——凌晨四時……三六

第四章　人體與藥物相互作用具有周期節律性

一、人體對藥物的處置具有周期節律性……四〇
二、人體對藥物的感受性存在周期節律性……四三
三、藥物及毒物的毒性具有周期節律性……四五

第五章　人體節律障礙性疾病與明光照射時間療法

一、人體節律紊亂導致疾病……四八
二、明光擇時照射可以改變人體節律……五一
三、明光時辰療法前景廣闊……五五

四、怎麽消除長途旅行的時差不適……五七
五、如何適應夜班工作……六〇
六、明光擇時照射治療季節性情感障礙……六三

第六章　睡眠——覺醒周期節律與疾病防治

一、睡眠並非休眠……六八
二、睡眠與意外事故……七二
三、癲癇發作與覺醒——睡眠周期……七八
四、不容易忽視的打鼾……八一
五、時間療法治療睡眠障礙……八三

第七章　治療高血壓的新知識

一、有關高血壓的幾種新觀念……八八

二、血壓晝夜波動的啟示……九一
三、正確認識「白大衣高血壓」……九三
四、高血壓病人的福音——ABPM的臨床應用……九五
五、常用降壓藥物服法新知……九七
六、老年人服用降壓藥物應慎重……一〇〇

第八章　防治心腦血管病的時間觀念

一、冠心病時間療法點滴……一〇四
二、預防腦血栓形成的時間觀念……一〇七

第九章　防治哮喘的用藥擇時

一、哮喘有節律　防治重時間……一一二
二、糖皮質激素的擇時應用……一一六

第十章　消化系統疾病的時間療法

一、口服藥物的胃腸道吸收及其時效……一二〇
二、藥物性胃粘膜損害的防治……一二二
三、「泰胃美」治療消化性潰瘍的啟示……一二四

第十一章　內分泌節律與激素的擇時應用

一、消脹有律的內分泌……一三〇
二、褪黑激素及其藥用價值……一三四
三、胰島素治療糖尿病的擇時學問……一三七

第十二章　治療腫瘤的時間療法

一、癌細胞活動有周期節律性……一四四

二、時間化療前景誘人……一四六
三、白細胞介素—2治療癌症應注重擇時……一四九
四、謹防化療藥物毒害骨髓……一五一
五、晚期癌症患者的藥物止痛……一五五

第十三章　因時養生益壽延年

一、因時起居與活動……一六〇
二、因時調神……一六二
三、因時調攝飲食……一六三
四、因時練功……一六五
五、擇時運動的現代醫學觀點……一六七

第十四章　神經精神疾病的時間療法

一、月經性偏頭痛和經前期緊張綜合徵……一七○
二、群集性頭痛的發作節律性及其治療……一七三
三、安眠藥—苯二氮䓬類藥物對晝夜節律的作用……一七六
四、自殺事件發生時間的晝夜分布差異及其擇時防範……一七九
五、抑鬱症的藥物治療……一八二
六、精神分裂症患者的最佳用藥時間……一八五

第十五章　時間療法的其它話題

一、航天疾病的時間療法……一八八
二、發生意外事件的時間節律……一九○
附：常見藥物的最佳用藥時間參考表……一九六

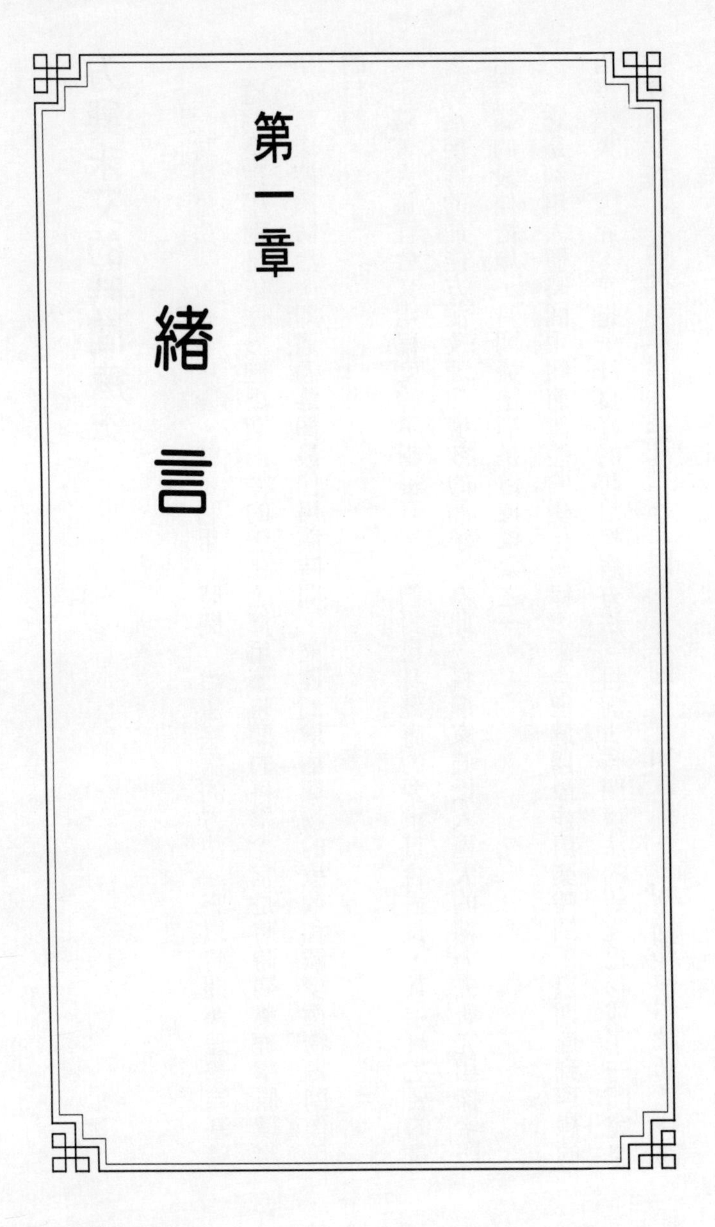

第一章　緒言

方興未艾的時間療法

「時間療法」，顧名思義，就是利用「時間」治療疾病的方法。它以時間藥理學為基礎。時間藥理學則是依據機體周期節律的變化選擇用藥時間的科學。它是將時間藥理學原理應用於臨床疾病防治，即通過選擇最佳用藥時間，來達到增加藥物的療效和減少藥物毒副作用的目的。

隨著人類社會文明程度的不斷提高，人們對自身健康的要求日益增長，其中最主要的是對防治疾病的最佳方法及理想療效的渴求。為此，科學家們投入極大的精力去研究和探索防治疾病的最佳措施，時間療法則是這種探索之一。

它是利用人體時間生物節律性的變化規律，來合理選擇最佳用藥時間，以期達到理想的治療效果。因此，它是一種良好的防治疾病方法。目前，時間療法的研究已形成了一門完整的醫學學科——時間治療學。現在世界上很多發達國家，如歐美、日本等都相繼設立了時間療法的研究機構，衆多的醫學家和藥學家都懷著濃厚的興趣，競相發展這項科學的研究工作，並提倡應用於臨床。

時間療法雖然是近三十年時間，醫學飛速發展的產物，但它的萌芽思想卻早已在我國中醫學中有所體現。中醫學者於數千年前就開始探索人體活動及疾病發生、發展的時間規律，並且根據陰陽盛衰、五行生剋、子午流注等推測法，測天計時，推測人體病理變化及病死的時間。

中草藥治療疾病，歷來講究煎服時間，以求提高藥物療效。衆所周知的依時針灸法中的「子午流注」理論，被國外科學家譽為「中國鐘」，足見其影響之大。

中醫運氣療法、氣功、養生學中因時應用，也對時間治療學有所貢獻，遺憾的是，近幾十年來，相比於西方醫學的時間療法，這些中醫理論幾乎停滯不前，難以滿足現代時間治療學的需要。憑心而論，目前我國對現代時間療法的研究只能算是剛剛起步，而且許多理論知識多是引進西方醫學的科研成果，醫務人員和廣大民衆對它尚缺乏足夠的認識。時間療法在臨床中的應用也相差甚遠。

為此，我們要超越世界先進水平，並振興中國的時間治療學。

時間療法在我國剛剛興起，且正從實驗室走向門診部和病房，服務於病人，儘管時間治療學的基礎學科還很年輕，作為時間治療學的「祖先」——時間生物學也只是一九五〇年的事情、此後相繼問世的，有時間生理學、時間病理學、時間藥理學等基礎學科。因此，隨著時間醫學的進一步發展，時間療法及時間治療學還會不斷完善。

時間療法雖然剛剛興起，但一經嶄露頭角，就倍受人們的青睞。大凡新生事物都有極強的生命力，總是朝氣蓬勃，蒸蒸日上，時間療法也是如此。時間治療學三十多年的發展歷史，展現了它的廣闊前景。

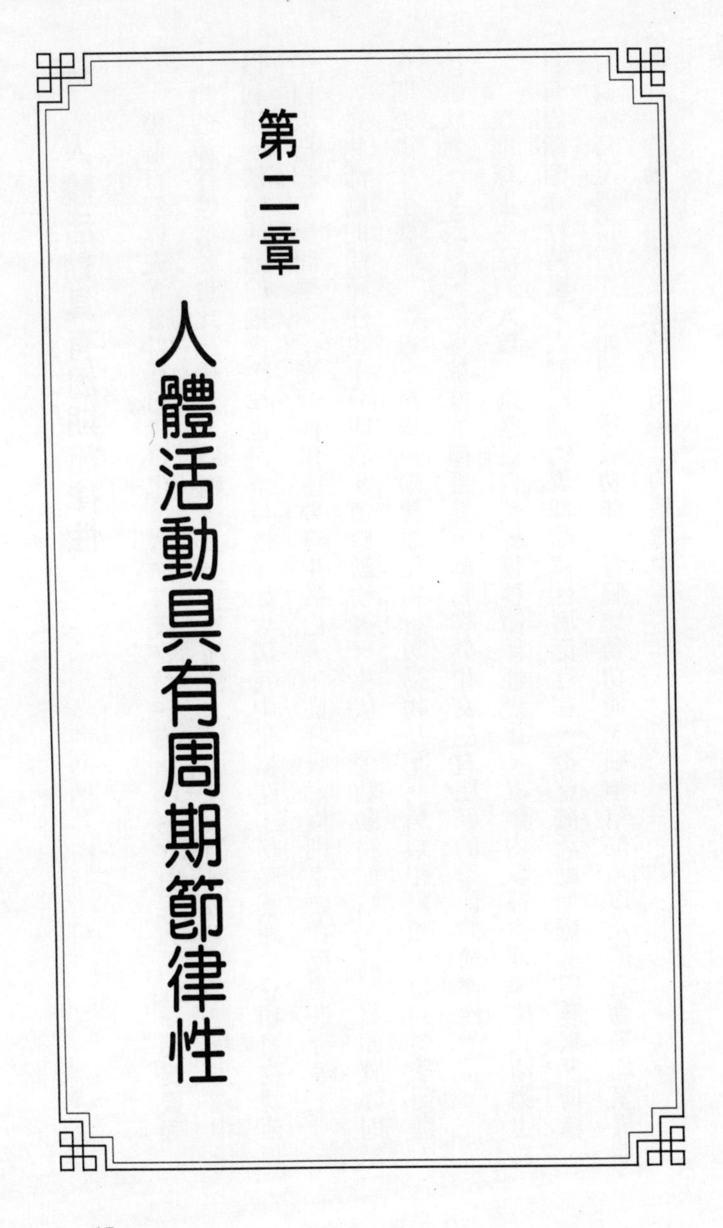

第二章 人體活動具有周期節律性

一、人體活動具有周期節律性

整個自然界充滿著各種節律變化，諸如晝夜交替、海水漲落、月亮盈虧、季節變換等。生物的節律性活動也比比皆是。植物生長具有季節性，早已為人們熟知，並在農業生產中予以利用。植物活動的晝夜節律也司空見慣，如太陽花中午盛開，傍晚萎謝；豆類植物幼苗葉子白天抬起，夜間垂下；光合作用主要發生於白天，而呼吸過程則主要在夜間進行等。

動物活動的節律性也十分明顯。多數動物晝行夜伏，少數動物如貓、鼠、貓頭鷹等則是夜間充滿「生機」；蠕蟲、昆蟲、兩棲類和爬行類動物及某些鳥類和獸類，每到冬季便進入休眠狀態（冬眠），候鳥依據季節遷徙，動物尋偶和交配有明顯的季節的節律性。

在地球上生活的人類，為適應自然界種種節律性變化，機體內多種生理、生化活動也都具有周期節律性特徵。人體活動的周期節律性廣泛存在，從整體活動如覺醒與睡眠、情緒、行為，乃至器官功能，如肺的呼吸功能、胃腸蠕動功能、細胞單位，以及酶活動等均呈周期節律性波動，而不是處於「均衡」的穩態中。

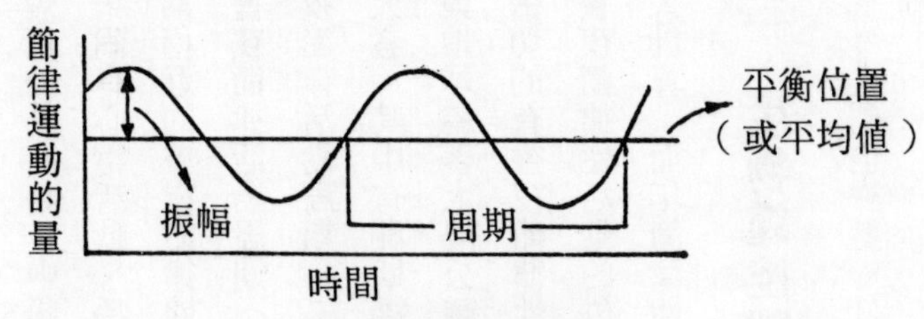

圖1 節律運動波形圖

描述生活節律性活動的術語或參數，與描述聲波、光波參數類似，有周期（T）、頻率（f）、振幅（A）及位相（圖1）。周期指節律性活動循環往復一次所需的時間，頻率＝1／周期，頻率與周期反映節律性活動節奏的快慢。振幅指節律性活動的最高點或最低點至平衡位置（或平均值）的距離，振幅反應節律性活動的強與弱。位相是反應節律性運動在每一周期中位置的變化。在研究各種生物及人體節律性運動時，位相是一個十分重要的參數，其中以節律性活動的最高點（峰值）和最低點（谷值）位相最為重要。

人體節律性活動的周期，長短不一。腦電波周期以秒、毫秒計，多數正常人腦電波主要的節律為八～十三Hz的α波，少數以十三～三十Hz的β波為主；而有些節律性活動的周期則可按年、月計，如情緒的波動即存在季節性。總的來說，人體節律性活動按周期長短可分為高頻、中頻、低頻三種。高頻節律性活動的周期小於〇・五小時，除腦電波活動外，尚有心電活動、呼吸等。中頻節律性活動周期為〇・五小時至六天，其中有與地球自轉周期相近的晝夜節律性活動（或稱近日節律性活動）。其周期為二十～二十八小時，周期短於晝夜節律活動周期（〇・五～二十小時）的中頻節律活動，稱為超日節律活動；周期長於晝夜節律活動周期（二十八小時至六天）者，稱為亞日節律活動。低頻節律活動指周期長於六天者，其中有周期接近一週的近周節律活動；有周期與一月相近的近月節律活動；還有周期與地球繞著太陽公轉周期相近的近年節律活動。在衆多形式的節律活動中，與時間療法關係密切的有晝夜節律性活動、月節律性活動與年節律性活動，其中晝夜節律性活動更為突出。晝夜節律性活動的位相時，通常以鐘錶時間小時、分計算；月節律性活動的位相時，通常以天計算；而年節律性活動的位相時，則以自然界的季節性變化為標誌，以月計算。

二、生物鐘控制著人體節律

人們也許對「日出而做，日落而息」的晝醒夜眠現象習以為常。如果再留心觀察，人在清晨總是生機勃勃、充滿活力；而晚間則思維敏銳、記憶清晰；婦女月經以及與之相伴的生理性變化，遵循著規律的月周期；人類情緒和行爲變化隨春、夏、秋、冬四季交替；許多疾病，如發熱、夜甚、心絞痛、腦中風等多在夜間發生。可見人體的生理和病理現象無不與時間規律相關，即節律（性）。提及「時間」，便使我們聯想到「鐘」。

衆所周知，「鐘」有雙重釋義：一是指計時器；二是指鐘點、時間。延伸到「生物鐘」，就是生物體內的計時結構或時間標誌。正如中文《語言大典》中對生物鐘兩種意義的解釋：一是指生物體所具有的內在的計時裝置或內在的時鐘；二是具有調節機體節律功能的任何生理因素。生物鐘的專業學名叫做「節律起搏點」，也就是因為它啟動和控制著所有的人體節律而得以此名稱。當然，人體節律多種多樣，節律起搏點也就不止一個。

凡鐘都有適當的存放位置，生物鐘的位置理所當然是在生物體內。我們知道，就人和其它高等動物來講，中樞神經系統是機體的「司令部」，它司管調控機體各個臟器的生理活動。所以最理想的生物鐘位置非此莫屬。事實上，現代科學實驗已經證明確係如此。人類和其它哺乳動物的生物鐘正是位於神經系統的最高中樞——腦的中心，一個被稱為下丘腦視交叉上核的組織結構裡。科學實驗證明；如果人為地將動物這個部位破壞，就會使動物喪失「時間觀念」；出現行為晝夜不分和其它生理功能節律的紊亂。人類的有些疾病，也可以損害到這個生物鐘部位，例如，我們較為常見的病症——老年性痴呆。其原因就是老年病人的腦組織包括下丘腦受到不同程度的損害。無數事例證明，人體下丘腦對於維持時間觀念、調節機體正常功能的節律，有著決定性作用。

另外，衆生物鐘所處重要的位置也可以看出，人體的時間觀念和功能的周期節律性，在其諸多生命活動中的地位是舉足輕重的。

位於人腦中的起搏點，永不停息的發放著節律信息。那麽，人體節律是如何形成的呢？科學研究發現：嬰兒出生後六周才開始有心跳和體溫的節律變化，三周後夜睡晝醒的節律出現，四周後尿量始見晝多夜少的節律，二～三月後尿中鉀、鈉的排泄量出現晝夜節律，六個月後腎功能節律性產生，而體溫的晝夜變化節律直到出生後二年才完全形成。

衆多觀察結果又表明：早產兒比足月兒的生理節律出現得遲。由此可知，各種節律的發生早晚不等，既具有先天遺傳性因素，又有後天生成性因素，二者均需自然環境的影響。與生俱存的節律需要自然外界環境周期變化因素的激發，後天生成的節律，則是人體對自然環境變動和飲食的適應結果。

節律形成的工作程序大致是：外界在環境周期變化的影響因素（主要是光暗改變）不斷調整和強化機體的生物鐘，生物鐘將周期變化的信息傳遞給人體神經、內分泌等時間結構組織，再傳遞給相應的組織、器官，後者在生物鐘和其它時間結構組織的調節下，依照自身的需要和特徵，產生各自的活動節律，形成一個和諧而有節奏的生命活動交響樂。由此可見，人體表現出千變萬化的節律，是生物鐘（起搏點）接受了外界環境周期節律變化的信息（外部成分）與機體對外界環境變化的反饋信息（內部成分）後，加以綜合的結果。

人體節律性是生命重要特徵。幾乎所有的人體功能都存在著周期節律性，只是表現程度不同罷了。對人體節律性認識後並加以利用，具有非常重要的意義。例如：參照人體周期節律性變化規律，可以預知生理功能的演變情況；發現人體節律的紊亂，往往能提示某些疾病的發生。這是因為許多疾病發生前，先有相應功能的節律紊亂的徵兆。更重要的是可根據人體生理功能節律和疾病狀態下節律改變，以及藥物與人體相互作用的節律，綜合判斷，進而合理地選擇最佳用藥時間，儘量做到在少干擾人體正常生理節律性活動的前提下，最大限度地發揮藥物治療作用，以期達到滿意的治療效果。

三、影響人體節律的因素

國外科學家曾做過一個有趣的實驗，就是觀察整天「不見天日」的盲人節律與正常人節律有什麼不同？結果發現最能標誌晝夜周期節律的指標——褐黑激素（也稱「抗黑變激素或松果腺素」），在盲人體內分泌的晝夜節律周期為二十五小時，比正常人的二十四小時晝夜節律周期長一小時。怎樣解釋這種差異現象呢？因為盲人終日籠罩在黑暗狀態下，無法通過視覺與外界環境溝通信息，也就不能接受外界環境晝夜變化信息，在這種狀態下，盲人晝夜節律主要反映機體本身的節律（僅有內部成分），也就是起搏點（生物鐘）節律，而缺乏外界環境因素（應有的外部成分）的影響。在時間醫學上，我們把影響節律的外界環境因素，稱為「時標因子」，或「同步因子」。現在已經認識到時標因子有白晝——黑夜周期循環，作息安排所形成的睡眠——活動周期交替和人類社會生活習慣。

因此可以說，正常人節律是內部成分與外部成分同步化後，形成的周期節律，外界環境變化（主要是光暗變化）參與人體節律的形成，並是它最主要的影響因素。

我們容易發現老年人和年輕人的作息時間不一致，老年人入睡早，覺醒早，睡眠時間相對少。科學家們將睡眠節律連同其它衆多與年齡相關的時間現象進行研究後得出結論：年齡是影響人體節律的另一重要因素。

男、女性別之間的節律差別也是容易理解的。僅以女性獨有的月經周期為例，就足以說明性別之間肯定存在著節律差異。種族間節律差異雖難以用具體事例加以闡明，但仔細推想也是可以認識的。因為這類種族的節律差異，總是與遺傳因素相伴隨，理解遺傳因素造成人類千差萬別、各具特色，也就能夠認識人體節律與種族因素有關。

疾病對人體節律的影響在以下各章節中還要具體講述，這裡僅提醒人們重視疾病影響人體功能節律的實際意義，原因在於許多疾病可以改變人體功能節律。某種特定疾病可能具有特定形式的功能節律改變，並且這種節律改變還往往提示著疾病的進展程度。

例如：人體溫度正常狀態下有日周期節律，一日間，下午較早晨為高，一般體溫差別不超過攝氏一度。而結核病人的典型症狀是「午後發熱」，並且呈現不規則形式，一日體溫波動非常明顯。再有敗血症、風濕熱等許多化膿性疾病，體溫都在攝氏三十九度以上，晝夜節律性波動幅度更大，二十四小時體溫差均達攝氏二度以上。

藥物治療的目的是用於改變人體的病理狀態。既然大多數疾病可以影響人體功能節律，那麼藥物改變人體節律也就順理成章了。當然，藥物改變人體節律並非那麼簡單。特定藥物具有改變人體節律的作用，在時間醫學上稱爲「藥物重建的特定節律」，以此理論爲基礎，才延伸出藥物可以治療節律紊亂性疾病。

認識影響人體節律因素的意義，在於全面地、正確地理解人體節律。節律是因人而異、因地而異和因時而異的，是相對的和易變的。因此，診治疾病時，利用節律預測人體功能變化和選擇用藥時間，有其特定的規律性、科學性，不可隨意採用，也不可生搬硬套。

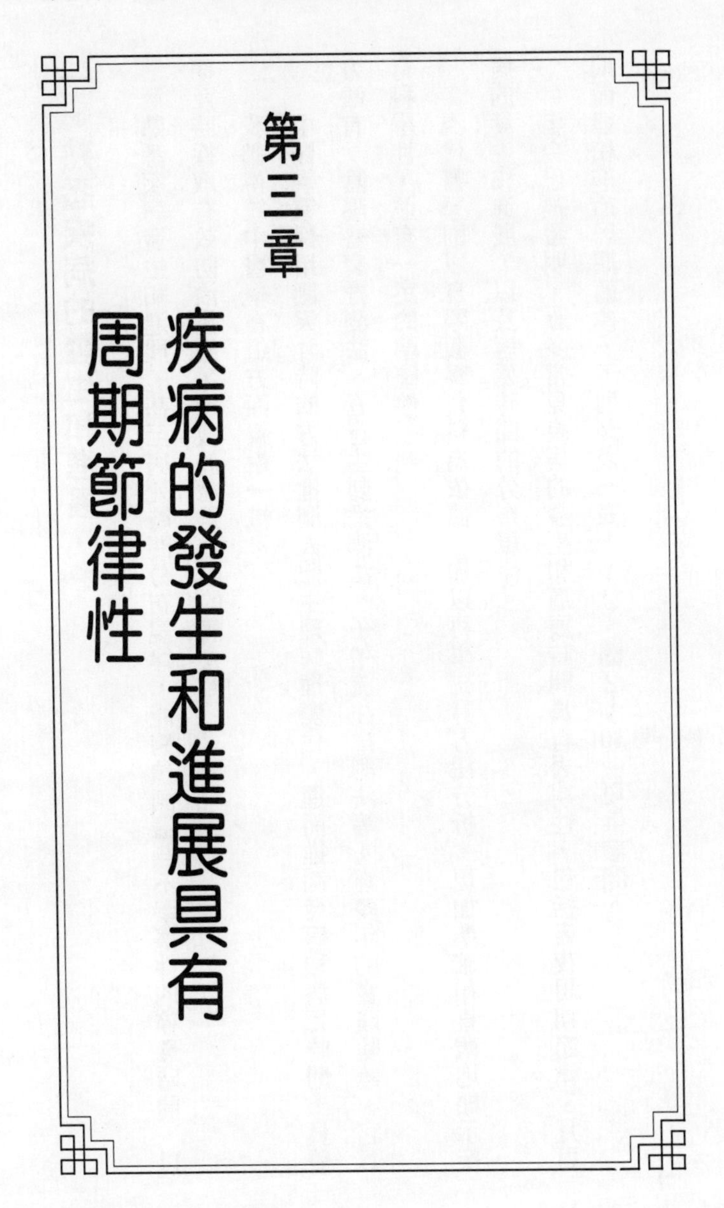

第三章 疾病的發生和進展具有周期節律性

一、熟悉疾病的發生和進展

熟悉疾病發生和進展，甚至病死時間分布規律，能夠預測這些不幸事件的猝發時間，以便及時採取有效防治措施，挽救於危難之中的病人。

我們傳統中醫學在這方面獨樹一幟。

中醫學家採用測天計時的方法推測人體生理病理變化，進而推測發病和病死時間，具體方法有：陰陽盛衰推測法、五行生剋推測法、子午流注推測法等。經多年的實踐驗證，它具有科學性，並有一定的準確性。

現代醫學則以實際觀察資料為依據，加以科學統計方法分析，更加準確和直觀地顯示疾病的發生和進展，以及病死時間的分布規律。

迄今已經證明，許多常見疾病的發生和進展時間具有周期性，包括晝夜周期節律、月周期節律和季節周期節律，下列圖表（表1～2、圖2～10）可供參閱。

表1　疾病死亡高峰月份

病名	春			夏			秋			冬		
	3	4	5	6	7	8	9	10	11	12	1	2（月份）
腦溢血										—	—	—
胃穿孔	—	—										
菌痢			—	—	—							
腸炎				—	—							
慢性腎炎										—	—	—
腫瘤				—	—							
肺結核		—										
肝硬化	—	—										
冠心病						—	—					
各型肺炎	—	—	—									
重症肝炎	—	—	—									
風心病				—	—	—						
慢性支氣管炎										—	—	—
血液病	—	—	—									
膽囊炎				—	—	—						
中毒性消化不良				—	—							

表2　疾病死亡時間分布

病名	23–1	1–3	3–5	5–7	7–9	9–11	11–13	13–15	15–17	17–19	19–21	21–23（24小時）
慢性支氣管炎	△											
肝硬化					△	△						
腦溢血		△										
心肌梗塞	△											△
重症肝炎	△											△
冠心病										△	△	
肺心病				△								
肝癌		△	△									
尿毒症			△	△								
中毒性肝炎											△	△
膽囊炎	△											△

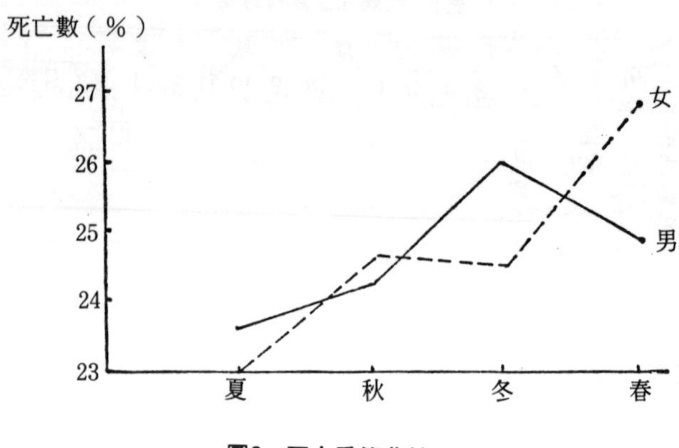

圖2　死亡季節曲線

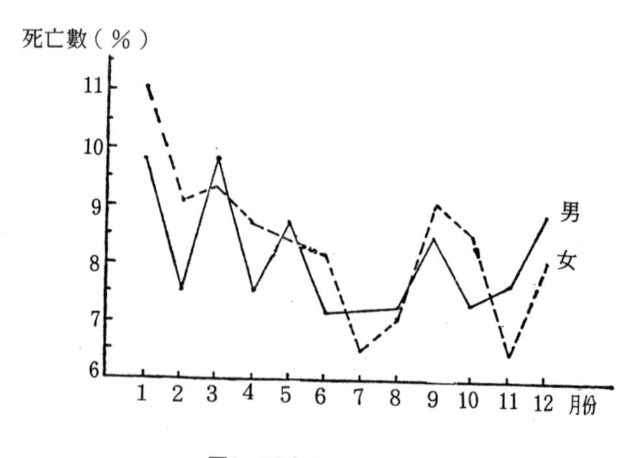

圖3　死亡月份曲線

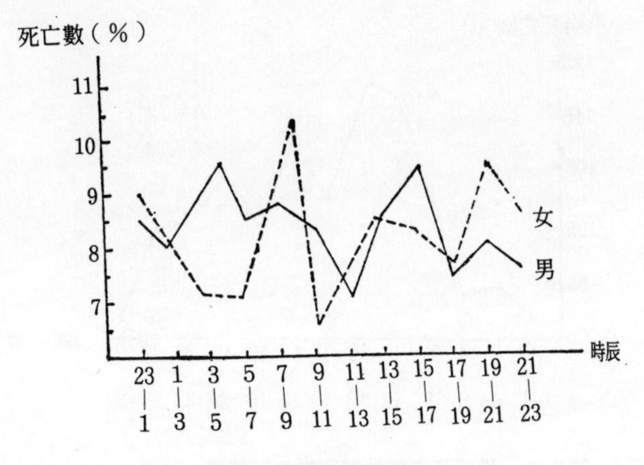

圖4　死亡晝夜曲線

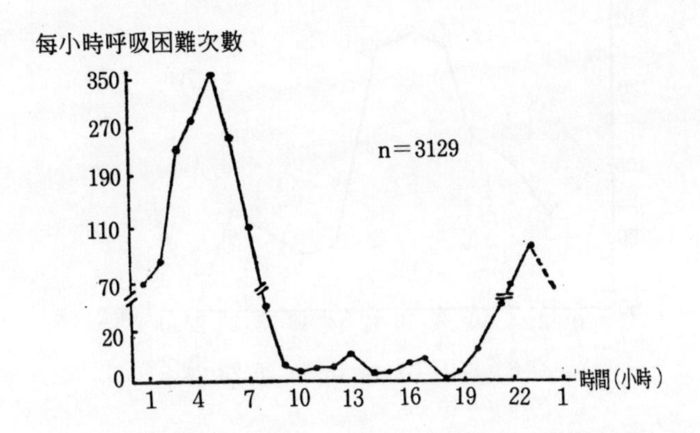

圖5　哮喘病人呼吸困難發作的日周期節律（統計3129例病人）

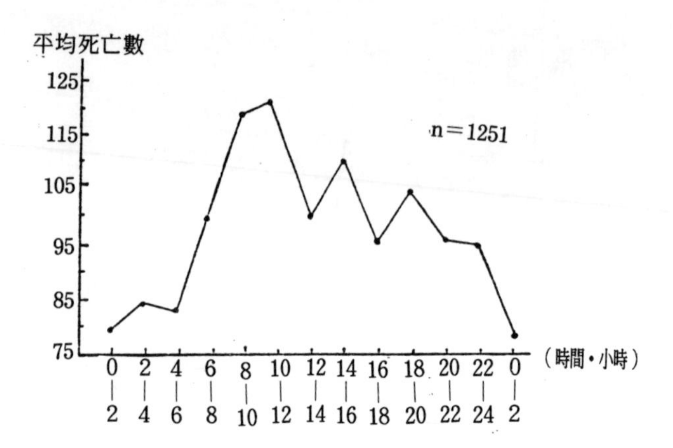

圖6　缺血性心臟病死亡率的24小時周期節律（統計1251例病人）

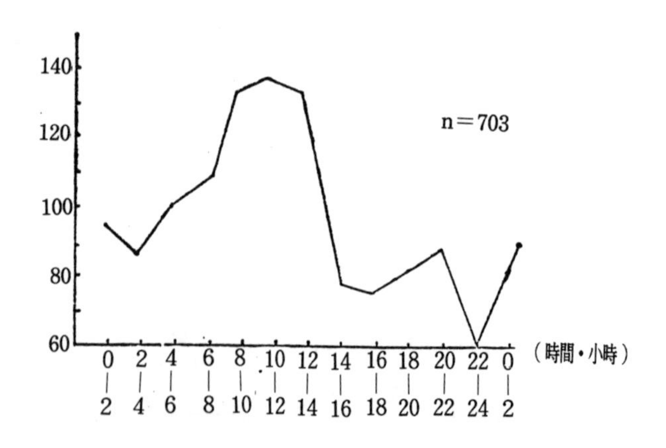

圖7　心肌梗塞發作的24小時周期節律（統計703例病人）

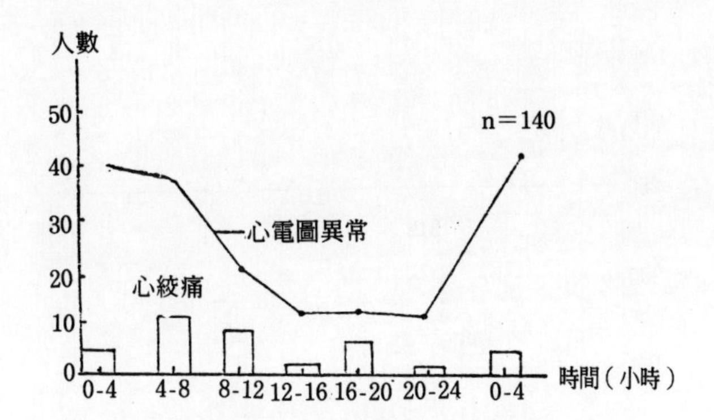

圖8 變異性心絞痛病人心絞痛發作與心電圖異常發現的24小時周期節律（統計140例病人）

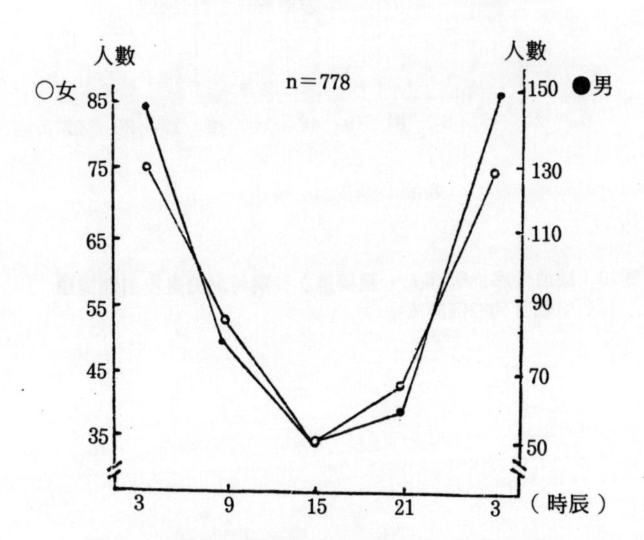

圖9 心血管病患者腦梗塞發生的24小時周期節律（統計778例病人）

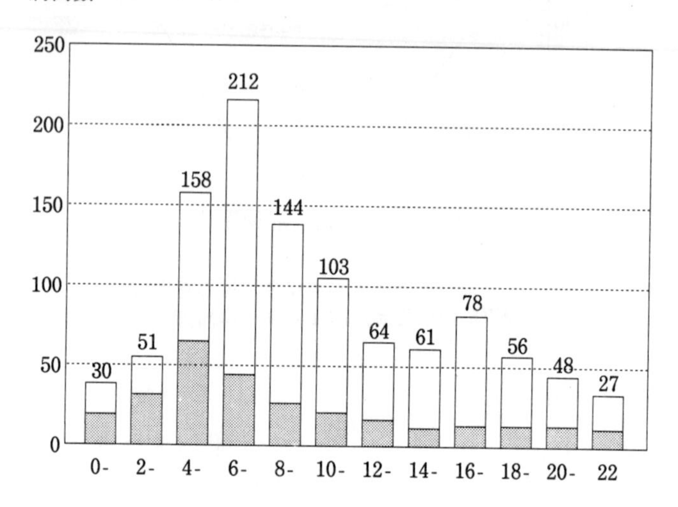

圖10　缺血性腦血管病人（腦梗塞）發病時間的晝夜周期節律（統計1032例病人）

表3　13位健康男性生理指標的晝夜24小時周期節律及峰值出現時間

指　　標	晝夜波動範圍（%）	峰值出現時間
生命體徵		
體溫	19	
脈搏	31	
收縮壓	13	
舒張壓	25	
每分通氣量	48	
血　清		
總蛋白	13	
白蛋白	9	
球蛋白	20	
白蛋白／球蛋白	12	
電泳圖譜分析		
白蛋白	17	
α-2球蛋白	9	
β球蛋白	16	
γ球蛋白	13	
乳酸脫氫酶-1	68	
乳酸脫氫酶-3	21	
乳酸脫氫酶-4	296	
乳酸脫氫酶-5	364	
鹼性磷酸酶（AKP）	68	
轉氨酶（SGO-T）	31	
尿素氮	21	
糖	44	
氯化物	3	
鈉	4	
鉀	17	
鈣	4	
膽紅素	54	
甘油三酯	171	
5-羥色胺（5-HT）	20	
尿　液		
尿量（每小時）	73	
PH	20	
尿素	53	
尿素清除率	55	
還原物質	58	
17-酮類固醇	61	
17-羥類固醇	136	
鈉	436	
鉀	244	
氯化物	356	
鈣	166	
鎂	101	
鋅	60	

07:00 8 9 10 11 12 13 14 15 16 17 18 19 20 21 22 23 24 1 2 3 4 5 6 7

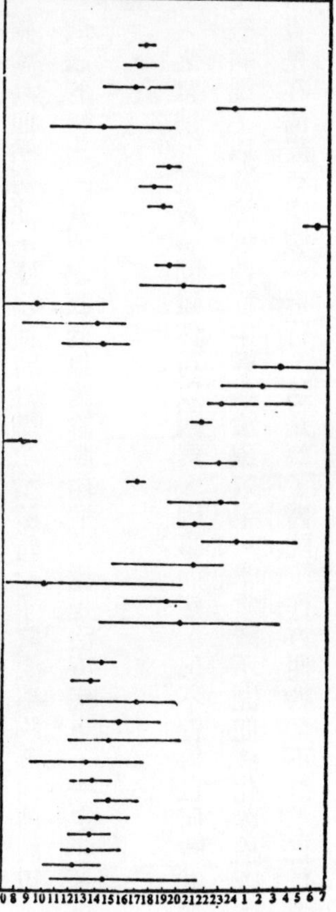

二、診治疾病勿忘人體節律

診斷和治療疾病常常面臨一些需要澄清的問題，例如：高血壓病作為我國最常見的心血管疾病，它的現有誤診率約為病人的五分之一。驚訝之餘，我們不禁發問，其原因何在？其中之一就是忽略了血壓變化的周期節律性。生理狀態下的血壓在一晝夜中也並非恆定不變，而是具有明顯波動。夜間睡眠時間明顯降低，清晨起床開始上升，至中午前後達高峰值。晝夜血壓最大差值能達四〇㎜Hg（五•三三ｋｐａ）。既然有如此顯著的晝夜周期節律差異，那麼測量血壓，確診高血壓病症，應以何時為準？治療時給予降壓藥物，何時服用才能合理降低血壓？這些問題的提出，就要求我們無論診斷病症，還是治療疾患，一定要考慮人體功能的周期節律性。

有病就醫，人之常情。就醫時間雖然可以因病、因事而定，但不管每日何時就診的病人，確診病症，複查病況，以及治療過程中觀察治療效果，常常離不開血液化驗檢查，而絕大多數抽血化驗檢查是在清晨（空腹）進行，這是為了醫院工作方便嗎？不是！它是因為病情的需要。這裡說的「需要」二字，就部份體現了醫務人員對血液化驗指標晝夜周期節律性變化的認識和理解。

參閱表3後，您能否理解了注重人體周期節律性的意義所在？表3中羅列指標，均是我們到醫院就醫時通常遇到的一些檢查項目。其中指標的晝夜周期節律性變化程度，從它波動範圍的百分數大小，便可一目了然。這些指標在每晝夜中的峰值出現時間，為我們全面了解病狀，合理治療病症，提供了有益的依據。由此可見，只有重視人體功能的晝夜周期節律性差異，才能避免診治疾病的時間上的片面性。否則，就可能出現如上文所說的，對高血壓病診治無所適從的「局面」，甚至出現不良治療結果。

假如您真正理解了這些知識，當您再次求醫問藥時，就不會疑惑醫生囑咐的定時化驗、檢查，以及嚴格要求的服藥時間。雖然如此，您或許也就認識到診治疾病，是不應該忘記人體的周期節律性。

在此需說明一點，治療疾病考慮人體節律性，比診斷病症時更為複雜。這是因為它不僅需要考慮人體正常生理狀態及疾病所致的病理狀態下的周期節律性，而且還要考慮到治療用藥與人體多種周期節律性的相互作用。

三、警惕發病的「危險時刻」——凌晨四時

我們常常聽說某人夜間睡眠中「心臟病」發作了，某人早晨起床後發現「腦中風」了，某人夜間哮喘加重，使其不能臥床入睡等等。許多病症的發生，在每晝夜中確實顯示了一段易發時間，它被稱為疾病的「危險時刻」。這個危險時刻的存在，體現了人體功能的晝夜周期節律性，則疾病發生頻率，也就是病理活動的晝夜周期節律性。醫學家們研究發現，每天凌晨四點前後是多種疾病易發和人類死亡率最高的時間段。所以，我們將凌晨四點左右視為疾病易發作的「危險時刻」。

「危險時刻」形成有因。可以說每種疾病的發生有其各自的病理基礎，這是「個性」因素，而為什麼眾多疾病會「不約而同」地發生在同一段時間內呢？這就說明它們除個性因素外，還有發病的「共性」因素。

談到個性因素，疾病之間千差萬別，病因各異。例如，常見的心臟病猝死的原因可以有

急性心肌缺血、急性心肌梗塞、冠狀動脈栓塞，以及其它心臟病所導致的嚴重心律失常（心室顫動）。而冠心病中最令人恐懼的疾患——心肌梗塞的病因多是供應心臟自身血液的動脈——冠狀動脈發生粥樣硬化，造成管腔狹窄和心肌供血不足，持續缺血一小時以上，即可發生；腦中風中最常見的一種類型——腦血栓形成的發病機理，則是因腦動脈粥樣硬化基礎上的血壓波動，造成腦組織局部供血障礙的結果；哮喘的病因多是肺部疾患引起的肺功能降低，和支氣管管腔狹窄等病理變化。

總之，各種疾病的病因不同，引發疾病的途徑也不同，但它們發生的最終基礎還是離不開機體內的一些共同病理改變，如人體血液中某些生物化學物質的變化。其實，這是人體整體性的集中體現，也是與易發疾病的「共性」因素間的辯證聯繫。

提及「危險時刻」形成的共性因素，應歸咎於人體功能的晝夜周期節律性。衆多疾病的病因具有晝夜周期節律性變化，而這種晝夜節律性差異恰在夜間四點左右形成病因。例如，血液流變學主要指標——血液粘度，此時達到最高粘滯狀態，並且血液凝固指標也趨向最高值，而溶血指標趨向相對低值。這意味著在「危險時刻」血液粘滯性最高、流動性最差，容易凝固形成血栓，也就易發生心肌梗塞和腦梗塞，以及其它相應病症的原因。

我國傳統中醫學慣用「旦慧、晝安、夕加、夜甚」等詞句來形容人體活動和疾病晝夜變化的節律。為什麼會呈現這種晝夜變化規律呢？中醫又有精闢論述：「朝則人氣始生，病氣衰，故旦慧；日中人氣長，長則勝邪，故安；夕則人氣始衰，邪氣始生，故加；夜半人氣入臟，邪氣獨居於身，故甚也。」這些話的意思是：早晨起來人們感到病症減輕，神氣爽快，是因為人「氣」（有抗病邪作用）在早晨生發，機能增強，邪氣衰退；白天病情穩定，是因為人「氣」已經隆盛，正能勝邪，邪氣亦衰；傍晚病情加重，是因為人「氣」開始收斂，機能減弱，邪氣相應地開始增強；深夜病情最重或突然發作，是因人「氣」閉藏於內（機體深部）機能衰退，邪氣乘虛而作。由此可見，夜間，尤其是在四時左右，人體處於抵抗力最低狀況，病魔很容易「乘虛而入」，危害機體。西醫學中講述的人體皮質激素，具有抗感染、抗過敏等作用，也相當於中醫所說的人「氣」物質。就是在白天呈現高值狀態，而在夜間逐漸減少，至凌晨四時左右達到最低值。與它相關的人體「宏觀」生命指標，在此時表現為血壓降低，心率減慢，心排血量最少，呼吸功能最差等等。上述共性因素足以表明，人體在凌晨四時左右，確實面臨疾病侵襲的危險，是應該高度警惕的時刻。

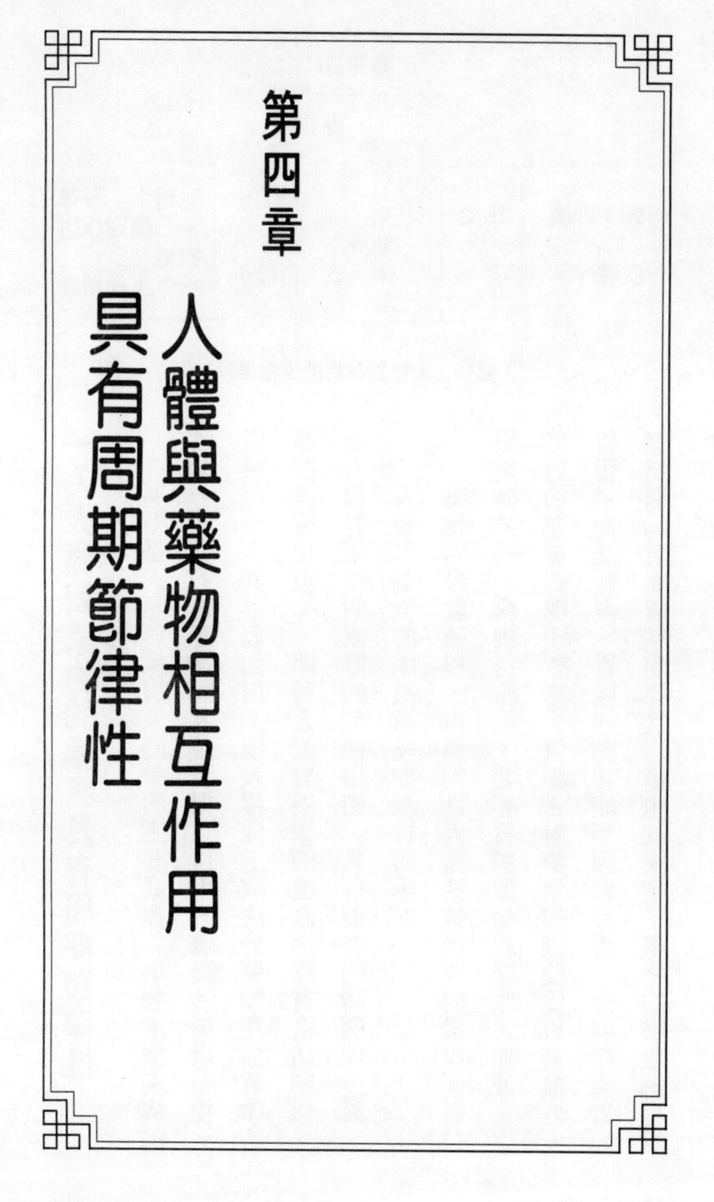

第四章 人體與藥物相互作用具有周期節律性

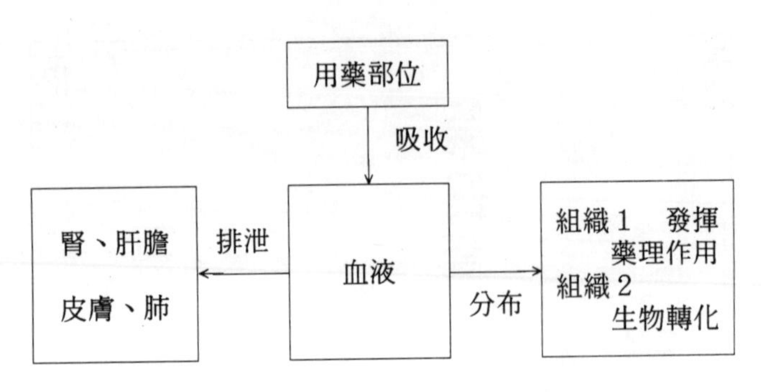

圖11　人體對藥物的處置過程

一、人體對藥物的處置具有周期節律性

藥物是人類與疾病做鬥爭的主要武器。藥物治療疾病的過程，實質上是藥物與人體間相互作用的過程。應用藥物治療疾病時，其療效如何，很大程度上取決於藥物在血液中的濃度及變化規律，即與人體對藥物的處置過程有密切關係。而人體對藥物的處置的各個環節，具有很強的時間性差異。

人體對藥物的處置過程如圖11所示。

藥物的吸收過程，指藥物進入血液被吸收的過程。以口服用藥為例，藥物口服後，要經胃腸道粘膜吸收入血液，才能對機體發揮藥理效應。胃腸道對藥物的吸收受胃液酸度、胃腸道血流狀況、胃腸運動功能等因素影響，而這些因素的強與弱均具有周期節律性，這也就決定了藥物的吸收過程具有周期節律性。不同時間服藥，胃腸道對藥物的吸收速度和程度不同。例如，有科學家研究發現，腸道對抗貧血藥——鐵劑的吸收速度和程度，以傍晚服用為最高。

藥物的分布指藥物吸收入血液後，經血液循環分布到全身器官、組織的過程。藥物的分布情況有時可決定藥物的療效程度。

以目前神經科常用藥——氨酪酸為例。氨酪酸是腦內一種非常重要的抑制性信息物質，從理論上講，服用氨酪酸治療癲癇等病症效果很好，但由於口服氨酪酸不能透過血液與腦細胞間的屏障——血腦屏障，因而事實上幾乎沒有什麽療效。

藥物的分布過程與血液中血漿蛋白濃度、各器官組織血流量、藥物透過細胞膜的能力等多種因素關係密切，臨床證明這些因素具有周期節律性，故藥物分布的過程具有依時性。

藥物的生物轉化過程指人體對藥物的代謝「改造」過程。藥物經人體代謝「改造」後，或活性減低及滅活，或被激活。藥物的生物轉化過程主要受藥物代謝酶、特別是肝臟中一些藥物酶活性的影響。

已知有很多與藥物生化轉化過程有關酶活性具有晝夜節律性及季節節律性。例如，肝臟

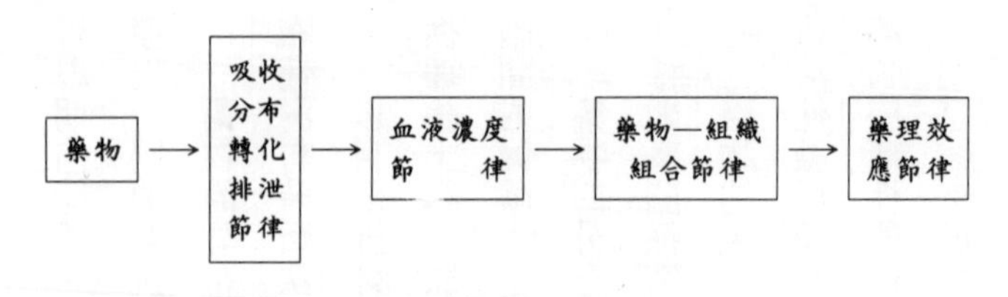

圖12　藥物效應的時間依賴性

中氨基比林去甲基酶的活性，在晝夜二十四小時內，以凌晨二時最高，六時最低，人血漿多巴胺羥化酶的活性在十二月份最高，八月份最低。

藥物的排泄過程主要經由腎臟、肝膽、肺及皮膚。已知人體對水楊酸鹽的腎排泄過程與給藥時間明顯有關，在早晨六～八時給藥，其腎排泄持續時間最長，達到最高排泄量的時間也較長；如果晚七～八時給藥，腎排泄持續時間最短，並迅速達到最高排泄量的時間。

因藥物的吸收、分布、生物轉化和排泄過程具有周期節律性，這就決定了用藥後，血液中藥物濃度，因用藥時間不同而存在差異，且表現出晝夜節律性。

因此，導致藥物效應的時間依賴性如圖12所示。

由此可見，不同時間用藥，即使用同樣藥物、同樣藥量，血液中藥的濃度變化規律也會不同，因而療效也顯著不同。

二、人體對藥物的感受性存在周期節律性

藥物進入人體後，之所以會產生藥理效應，就在於藥物能夠干擾體內生理生化過程，或使其增強，或使其減弱，而發揮治療作用並伴隨程度不等的副作用。藥物本身並不能使機體出現新的生理生化過程。由於機體內生理生化過程存在周期節律性，因而機體對藥物的敏感性或者說感受性也存在周期節律性。

不同時間給藥，即使機體對藥物的處置過程相同，血藥濃度變化規律也無差異，藥物對機體也會產生明顯不同的藥理效應。例如，有科學家曾研究過抗精神病藥氟哌丁醇、氯丙嗪的藥理效應，不同時間給機體同量藥物，血漿及腦內藥物濃度基本相同，但藥理效應卻因用藥時間不同而差別很大，說明其藥理效應的依時性，並非由體內藥物濃度的依時性不同而引起，而是由於腦細胞對藥物的感受性存在時間差異所致。

目前，已知氟哌丁醇等抗精神病藥是通過作用於腦細胞膜上的一種細胞「傳感器」——多巴胺受體而發揮作用。大量科學事實業已證明，腦細胞膜上多巴胺受體的「活性」存在晝

夜節律性變化，因而對抗精神病藥物的敏感性因時而異。

乙醇可以說是腦細胞的抑制劑，具有較強的催眠作用。有科學家研究過乙醇對小鼠的催眠實驗（小鼠生活環境明亮期為早晨六時～下午六時，黑暗期為下午六時～早晨六時），於中午十二時和午夜十二時，分別給小鼠腹腔注射同量乙醇後，觀察其誘發睡眠持續時間有何不同。結果是午夜十二時給藥，與中午十二時給藥比較，血、腦中乙醇濃度及腦／血濃度比較低，但所誘發小鼠睡眠持續時間卻較長，說明腦對乙醇的敏感性存在晝夜差異。

雌激素和雌激素類藥物，如乙酰酚等是通過作用於子宮、乳房和腦等處細胞內的雌激素受體而發揮藥理作用。研究表明，細胞內雌激素受體對雌激素的親合力雖然無明顯周期節律性，但受體含量具有顯著周期節律性。夜間腦細胞內雌激素受體濃度比下午可低二〇％，因而造成腦對雌激素及乙酰酚等藥物的感受性存在時間差異。

正是因為機體對藥物的感受性存在時間性差異，因此過去那種治病時單純追求「穩態」血藥濃度的做法有欠缺之處。治病時，宜根據機體對藥物感受性的時間差異，因時論量，使血藥濃度有適當的升與降，達到最佳治療效果，並減少其不良反應。

三、藥物及毒物的毒性具有周期節律性

藥物是用於人體治療、預防或診斷疾病的化學物質；毒物則是指能損害人體健康的化學物質。事實上，藥物和毒物間並無明確的界限，藥物或多或少地都有一定的毒性，而毒物有時也可以用來治療某些疾病。有的藥物本身就是從毒物演變而來，例如，目前經常用於治療腦血管疾病的藥物——蝮蛇抗栓酶，即是從蛇毒中提取而來。因此，可以說藥物和毒物通常只是量的差異。

研究藥物和毒物的毒性的科學稱為毒理學，而時間藥理學是研究藥物及毒物毒理如何依據時間選擇和人體周期節律性而變化的科學。進行時間毒理學實驗研究時，一般選用動物，如鼠、兔等做為研究對象，描述毒性大小的指標多為LD，中文名稱是致死量；LD_{50}中文名稱為半數致死量，即能「毒」死一半受試動物所需用的藥量；LD_{95}稱為九五％致死量，即能「毒」死九五％受試動物所需用的藥量。

時間毒理學眾多研究成果表明：藥物及毒物的毒性具有周期節律性差異，同一種藥物或

毒物，同樣劑量，在不同時間應用或接觸，毒性大小不同。

三氯乙烯是工業生產中被廣泛應用的一種脫脂劑，研究發現，它對人體毒性作用在早晨和傍晚最強，晝夜中其它時間內其毒性作用相對弱小。

許多藥物，如甲基黃嘌呤、茶鹹、心得安等的時間毒理學現象陸續被揭示。茶鹹是治療支氣管哮喘病的常用藥物，它的最強毒性作用時間為中午十二時～下午四時（動物休息時間的中～晚期）；在毒性高峰時，茶鹹的LD$_{50}$劑量能「毒」死六三～七五％的實驗動物；茶鹹的最低毒性作用時間為午夜零時～四時（動物活動期的中～晚期）。此時它的LD$_{50}$劑量僅能「毒」死一〇％的動物。心得安的治療目標是心臟病，它的毒性最高值出現在晚上七時。此時「毒」死五〇％的實驗動物需要藥量為九六㎎／㎏；而在上午十一時是心得安毒性最低值。此時「毒」死五〇％的實驗動物則需要藥量一二九㎎／㎏。

由此可見，單從毒理學角度上講，應用藥物防治疾病，也需注重用藥時間的選擇，以求儘可能地減少藥物毒副作用。在工農業生產及日常生活中，應該了解毒性物質發揮作用的時間規律性，尋求積極防護的時間竅門，以減少這類物質對人體的危害。

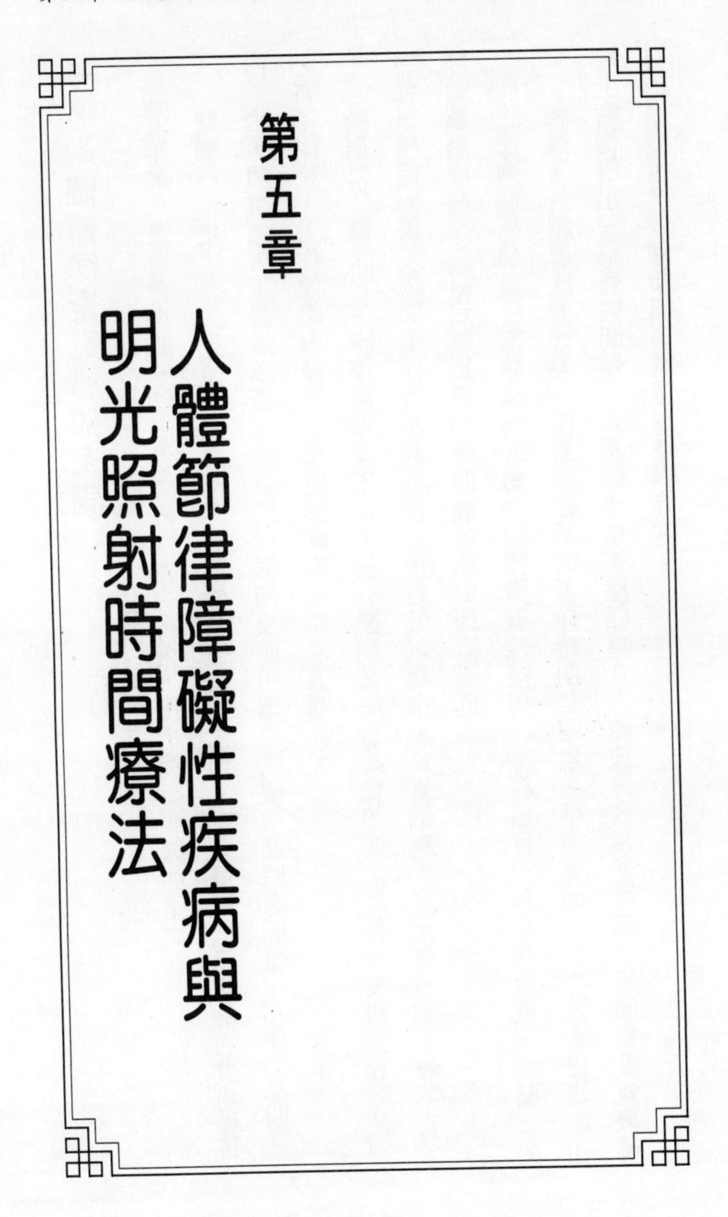

第五章
人體節律障礙性疾病與明光照射時間療法

一、人體節律紊亂導致疾病

近年來，筆者曾詢問、診治過兩個有趣的病例，病史簡要記錄如下：

病例一　史××，正值不惑之年，被單位派往國外工作。在乘飛機抵達紐約的最初幾日內，白天呵欠連天，瞌睡不斷，而夜間卻輾轉反側，難以入眠，並時有頭暈、心悸、氣短、乏力等症狀，工作效率大減……擬定診斷為「時差效應」。

病例二　陳××，護校剛畢業不久，被分配到某一醫院從事臨床工作。夜班護理，使得她整日精疲力竭，夜間工作時萎靡不振，精力難以集中，差錯不斷，白天食不香，睡不安，終於積勞成疾……擬定診斷為「時間晝夜顚倒調節不良」。

上述兩個病例最終都診斷為人體「節律障礙性疾病」。經過近一個月的治療、調整，史××和陳××精神狀態好轉，逐漸適應新的工作時間及環境，精力充沛，工作效率提高。由以上病例引出一系列的問題：人體節律是怎麽回事？人體節律容易紊亂嗎？節律紊亂對機體有什麽危害？人體節律紊亂了怎麽辨等等。

人類需要適應生存環境的變化，那麽，機體各種功能必須具有周期節律性，無論是正常生理功能，還是異常病理活動，都依存環境的周期節律（如晝夜節律）不停息地變化。並且，人體功能的周期節律與疾病關係十分密切。無論機體的最小構成單位——細胞或臟器（組織或器官）的功能，還是整體功能的節律發生改變，都會使人體不能很好地適應外界環境的變化，以致機體功能的協調能力發生紊亂，於是疾病便隨之而來。另一方面，如果人體某個臟器即將或已經發生了病變，那麽，這個臟器以及它所屬的組織和細胞的功能也會出現節律的紊亂。因此，人體功能節律改變與疾病之間的關係是相輔相成的。健康人的生理狀態需要維持正常功能節律，一旦一種或多種功能節律發生紊亂，勢必導致人體的病理狀態，也就形成了人體功能節律障礙性疾病。

病例一的史××所患病症，即是人體節律障礙性疾病的典例——「噴氣機時差」，它泛指乘飛機跨時間區帶飛行所致的時差。我們知道，人體節律的形成是由機體外部成分——外界環境周期節律的信息和內部成分——機體固有的反饋信息，在「生物鐘」綜合下的結果。當乘飛機（無論是否噴氣機）跨越時間區帶飛行時，造成人體節律組成的內部成分與外部成分的分離，機體需要做時相轉移，重新調整至同步狀態，這個過程所需要的時間稱爲「時差」。在調整時差期間，機體尚處於一種自身節律紊亂狀態，表現出疲勞感，而且時常伴有行為、體溫、呼吸、心血管功能的降低等症狀。

病例二中陳××則患有另一種人體節律障礙性疾病——工作時間晝夜顛倒後的機體調節不良。很多人對此病症深有感觸，無論是晝夜輪班工作，還是夜間從事社會活動，次日都會出現不同程度的身體不適感。它的病因終究不外乎是人體節律組成的內部成分與外部成分的「脫同步」。工作——睡眠時間顛倒，加上夜間工作時，常置身於明光照射之下，這兩種節律構成的同步化因子改變，使得人體晝夜節律周期的時相轉移，由此導致了相應功能節律的紊亂，形成節律障礙性病症。

隨著人們對節律與機體病理生理變化之間關係的認識加深，陸續發現了許多與人體節律紊亂有因果關係的病症。以往對這類病症的理解僅在於它表面的現象，而忽視了它內在改變與人體節律紊亂的內在聯繫。例如，有兩種常見疾患——睡眠時相提前和延遲綜合徵。前者病人表現為傍晚疲勞，而清晨則過早地覺醒；後者則表現為夜間難以入眠，而清晨則遲遲不醒，起床後也精神不振。以往人們僅認識這是睡眠障礙的一種類型，治療時也僅考慮在不同時間選用安眠藥或興奮劑。其實，單從該病症在命名上，即能理解它們無非是人體晝夜節律周期時相提前轉移，或時相延後轉移所致的病症。那麽，針對性治療措施就「垂手可得」了。再例如，另一種常見病症叫做「季節性情感障礙」，也稱為「冬季抑鬱症」。顧名思義，它就是在冬季發生的一種以情感障礙為主的抑鬱症。究其病因，可能是由於人體在冬季晝夜節律周期紊亂所致。因此，試用糾正晝夜節律周期紊亂的治療方法，療效令人滿意。

總之，人體正常功能節律對於維持機體健康的生理狀態必不可少。所以我們應該時常提醒自己，要想身體安然無恙，必須保證正常功能周期節律不被擾亂。

二、明光擇時照射可以改變人體節律

有六位長期入睡困難的病人，痛苦不堪，四處求醫問藥，終難以緩解症狀，意外發現並接受了試驗性治療方法——明光照射時間療法。具體方法是於每天早晨（六～八時）接受二小時的明光直接照射，為期一周。結果表明：他們的入睡時間逐漸提前，療程完成後，原有主訴症狀基本不復存在。

再有五位早醒性失眠患者，多年來雖然入睡並不十分困難，但每夜沉睡不久便覺醒，之後再難以入眠，輾轉反側，痛苦不堪。後來他們接受了明光照射時間療法，施用方法是在每天晚上（七～九時）給予二小時的明光直接照射，療程一周。結果是睡眠時間向後延遲，睡眠質量顯著提高，次日精力明顯改善。

縱觀兩組病人，均以明光照射時間療法中受益。那麼，明光定時照射為什麼能夠改變病人的睡眠時間和質量呢？它與人體周期節律關係如何？

人類生活在明——暗周期交替的外界環境，表現出活動——休眠的周期節律性。外界環境明顯交替周期，是機體晝夜周期節律形成的同步化因子。即黑夜與白晝的相互轉換，影響著人體晝夜周期節律的最終形成。也就是說人類活動——休眠周期節律，是白晝暴露於日光照射的結果。

十幾年前，科學家驚奇地發現，明光照射可以抑制人體在夜間生產褪黑激素。褪黑激素也叫松果體腺素或抗黑變激素，它是人腦松果體腺分泌的一種具有調節機體晝夜周期節律的激素。由此受到啟發，採用明光照射改變人體晝夜節律周期，進而治療人體節律障礙性疾病。那麼，明光照射如何作用於人類晝夜周期節律呢？光線照射信息在人體眼睛的「覺受器」——視網膜被接受後，通過人腦中的一條叫做「視網膜下丘腦束」的神經傳導通路，傳達「生物鐘」（節律起搏點）所在地——下丘腦視交叉上核。至此已輸入「生物鐘」新的外界環境明暗變化信息，使「生物鐘」控制並改變人體節律，以適應新的外界環境變化需要。需要說明一點，明光照射要想達到改變人體節律的目的，要求光線強度用物理單位衡量應為一五〇〇～二五〇〇Lux。這種光線強度是一般室內光線強度的二〇～二〇〇倍，相當於太陽光線強度。

正常情況下，人體在白天暴露於日光下，其內在晝夜周期節律，與外界環境明——暗周期節律是同步的。如果人工明光照射取代日光，在不應出現的時間照射機體，就會使得人體內在晝夜周期節律與環境改變不相適應（脫同步）。機體內的「生物鐘」勢必努力調整自身，這就改變了原有的晝夜周期節律。醫學家們為了給明光照射治療人體節律紊亂，提供了時間選擇的可靠依據。通過實驗繪製出一種「時相反應曲線」。

這種曲線描繪方法，是將人或動物安置在持續黑暗的自由狀態中，在不同時間給予短暫的明光脈沖照射，觀察機體節律對明光照射的反應。擁有「時相反應曲線」做為工具，根據曲線中的指示，擇時給人體脈沖明光照射，可以促使晝夜節律周期或者提前（移向早的時間），或者延遲（移向晚的時間）。經驗是：如果白天給予明光照射，人體晝夜節律周期的時相移動相對較小，這是因為白天在「時相反應曲線」上，有一個沒有反應的「死區」存在；而在夜間給予明光照射，則可以產生非常大的時相轉移，並且越是接近黑夜中點，所產生的時相轉移程度越大。光照致時相延遲方向轉移，發生於黑夜的前半段；而光照致時相提前方向轉移，則出現在黑夜的後半段。因此，黑夜中點的幾分鐘就成為劃分光照致時相延遲或者提前方向轉移的折點。

上述實驗意味著在臨床實踐中，凌晨給予病人明光照射，可以提前晝夜節律周期；而在傍晚安排明光照射，則可以延遲病人晝夜節律周期。近幾年醫學實踐業已證明，這種擇時明光照射治療節律紊亂的效果是肯定的。

前面所述的兩組病人的病因，實質上是睡眠時間（周期時相）的紊亂。睡眠時間，又是人體晝夜節律周期的重要組成部分，分析兩組病人睡眠時間，在晝夜節律周期中的位相改變，前者表現時相延後，後者則為時相提前。因此，針對性地選擇了在早晨和晚上給予明光直接照射治療，促使睡眠時間與環境晝夜交替周期同步和協調，病症相應得以緩解。

三、明光時辰療法前景廣闊

明光照射用於治療人體節律障礙性疾病，是近十年才湧現的新生事物。一九八〇年，美國俄勒岡州醫科大學的劉易（Lewy）教授首次用明光照射治療一種節律障礙性疾病——季節性情感障礙，獲得成功。從此，世界上不少國家陸續採用這種新奇方法，並且越來越受到人們的青睞。明光時辰療法之所以如此「受寵」，其原因不僅表現在醫學家對其投入的研究興趣日益濃郁，研究成果日新月異，而且表現在這種非藥物性治療方法，除具有其它時辰療法的共同優點外，還有點「反樸歸真」的味道。為何如此這般的形容明光照射方法呢？細細推想其治療作用機理，就不難得出結論。明光照射的療效，是因為參與和介入了人體節律的形成機制，借助外界環境因素的影響，改變輸入人體內的節律信息，使其形成新的同步化節律。由此可見，只要擇時應用得當，很容易被醫生和病人接受。

目前，明光照射時辰療法，在很多發達國家的醫療機構中，尤其是在神經精神科中被廣泛應用，多數醫療單位已經把它視為治療常見睡眠障礙的首選方法，例如，睡眠時相提前和延遲綜合徵，對於治療「時差效應」、「工作時間晝夜顛倒後機體失調」、「季節性情感障礙」等人體節律障礙性疾病，都顯示出良好的效果。

隨著對明光時辰療法認識的深入，它的臨床應用範圍日益擴大，例如，老年性痴呆症，其中最常見的一種類型是「阿欠茨海默病」，多數病人有一種叫做「落日綜合徵」的病症，表現為黃昏日落時分，復發精神錯亂和焦慮加劇。對於這種病症，採用傍晚明光照射方法，效果令人滿意。

另外，長期飲酒者的「戒酒症狀」，具有周期性發作特點的偏頭痛（血管性頭痛）；宇航員宇宙飛行所致的「航天病症」等病患，均可採用明光擇時照射方法予以改善。

明光時辰療法，雖非藥物，但可以得到藥物治療疾病的效果。因此，有人把它列入所謂的特殊「藥物」。雖然目前我國大多數醫院還沒有標準的明光照射設施用於治療疾病，但我們如果能夠理解這種時辰療法的作用機理，靈活運用於日常生活，因陋就簡、因地制宜地利用醫院或家庭現有光照條件，用以調整人體節律性紊亂，對於防治節律障礙性病症是十分有益的。例如，在即將從事夜間工作的前幾天，改為在夜間強光照明，而白天儘量避免日光照射，可能較容易地適應新的工作時間。

總之，明光照射時辰療法具有廣闊的發展前景，普遍被醫學工作者認為是一種頗具前途的治療疾病方法。

四、怎麽消除長途旅行的時差不適

隨著國際交流的日益增多，乘飛機旅行已成為當今主要的交通手段，而跨時間區帶的時差效應，則是人們面臨解決的一個重要問題。乘飛機長途旅行後，不僅引起人體的疲勞感，而且導致行為、體溫、呼吸、心血管功能的降低，影響工作。那麽，怎樣消除這種有害的時差效應呢？

首先，我們應該了解時差效應產生的原因。衆所周知，人體內具有「生物鐘」，即控制人體周期節律的起搏點。正常情況下，起搏點維持人體周期節律，至少包括兩種必要成分：一是外界環境周期節律性變化的輸入信息；二是人體內部的適應性反饋信息。也就是說，起搏點接受了外界環境晝夜周期節律性變化的信息（外部成分）人體內部的適應性反饋信息（內部成分），加以綜合，最終表現出適應外界環境晝夜周期的生物節律現象。但當乘飛機長途旅行，迅速改變時間區帶，從而引起人體內部和外部成分之間的分離，使兩者發生「脫同步」，此時人體的時間結構，即生物鐘，需調整自身節律，以適應新時間區帶。這種周期時相轉移，重新調整至同步化狀態所需要的時間，稱為「時差」。

醫學研究證實：如果飛機沿經線（即南——北方向）飛行，時差一般在一天內就可以消除，如果沿緯線（即東——西方向）飛行，則需要四～八天才能適應新的時間區帶。另外，向東飛行（新時間在舊時間之前）所需要的適應時間（時相轉移），比向西飛行的要長。這種差別是因為人體生物鐘固有節律周期比二十四小時要長（盲人缺乏外界環境變化的信息輸入，外在僅表現生物鐘固有節律，其周期長為二十五小時），即當新的節律向後延遲，致使周期延長，機體比較容易適應。

消除時差效應的方法有幾種。以往多是採用口服鎮靜催眠類藥物的方法，來促使時相轉移，以求機體適應新的時間區帶，這種方法有一定的效果。近年來，國外醫學家發現了改善時差效應的安全、有效方法。即根據飛機旅行的不同方向及對人體節律周期時相的影響差異，分為兩種類型：一種是飛機由西向東飛行時所產生的人體節律改變，稱為「時相提前」（新時間在舊時間之前）；另一種是飛機由東向西飛行，所造成的人體節律改變，稱為「時相延遲」（新時間在舊時間之後）。對於兩種類型的人體節律障礙，分別採用不同的時間療法。方法之一是擇時服用褪黑激素，也稱為抗黑變激素，或稱松果體腺激素。它是人腦松果體腺在夜間分泌的一種具有調節晝夜周期節律的激素。對於「時相提前」型時差，應在清晨給藥（〇・五㎎），在對於「時相延遲」型時差，則安排在晚上服用。

方法之二是擇時明光照射（詳見前面文章介紹），對於「時相提前」型時差，應在傍晚給予明光直接照射，而對於「時相延遲」型時差，明光直接照射則應安排在早晨進行。至於光照具體時間和強度應視時差大小（周期位相移動程度）而定。

上述兩種方法借助人體晝夜周期節律的形成機理，從根本上促使時相轉移，消除時差，並且可以避免口服鎮靜催眠類藥物的毒副作用。醫學實踐證實，效果令人滿意。

值得欣慰的是，明光照射改善時差效應，越來越為人們接受和青睞。最近日本《日刊工業新聞》報導，東邦大學醫學部和先驅公司，共同研究和研發了「腦波反饋光驅動裝置」，用於消除時差引起的頭腦昏沉現象。這種裝置是利用光刺激方法，致使人腦波的頻率數明顯減少，從而使人的精神放鬆，症狀得以緩解。許多乘飛機長途旅行後，因時差而感到昏昏沉沉的人，試用了這種裝置治療結果顯示，這些因頭暈而思考力降低的人，在接受光反饋措施調理後感覺良好。

五、如何適應夜班工作

衆人皆知「上夜班」一詞的含義，但如果談及「上夜班」對人體影響有多少，危害有多大，恐怕很少有人能以言對。「上夜班」從實質上說，就是工作與睡眠時間的晝夜顚倒，它對機體的直接影響是打亂了晝夜周期節律，危害人體生理功能的周期節律。

一九八九年，日本有一項科學研究，是對夜班工作的消防隊員機體功能狀態進行評定。

測試指標包括口腔溫度、手握力、疲倦程度、唾液中考的松濃度，以及壓抑程度。觀察這些指標的晝夜周期節律的變化情況。結果顯示：機體對夜班工作的耐受性因人而異。對夜班工作不耐受者，從事夜間工作後，機體多種生理功能的節律脫同步，出現紊亂狀態；而對夜班工作耐受者，這種機體生理功能節律紊亂的發生率要低得多。因此，並非人人都適宜做夜班工作。那麼夜班工作不耐受者，由於社會需要，而必須進行夜間工作時，應該注意些什麼？有何適應性措施？

正常情況下，人們白天活動、夜間休眠，機體維持著與外界環境晝夜交替、周期同步和協調的節律。如果人為地改變社會生活及作息習慣，即在夜間工作，而在白天休眠，那麼機體內在的多種功能節律之間，以及與外界環境周期節律之間，發生脫同步和不協調現象，而導致人體節律障礙性疾病。例如，正常作息的人有血壓晝高、夜低的生理性節律變化；而上夜班的人，休眠與活動時間顛倒，周期節律性變化就會趨向紊亂，從而影響心血管系統的功能。人體胃酸的分泌也具有明顯的晝夜周期節律性，這種節律形成的原因，主要是受飲食習慣及其社會活動的影響，變更正常睡眠和飲食時間後，胃酸分泌周期節律出現紊亂，與胃酸相關的生理功能，如消化功能被擾亂。

由此可見，工作時間的晝夜顛倒，對機體影響是多方面的，危害是顯而易見的。所以，對於上夜班和將要上夜班的人，實行相應的防治措施以促進機體的自我調整，儘早適應新的工作時間，減輕因節律紊亂而造成的生理功能失調，是十分必要的。

在從事夜間工作之前，迫使機體做適應性鍛鍊，便於自我調整，以應付節律周期時相的變移。例如，在白天避免過度興奮及劇烈活動，儘量置身於黑暗環境，而在夜間逐漸延遲入睡時間，加強夜間照明等。

對於已經從事夜間工作，並已明顯感到身體不適者，可採用時間療法進行治療。這種時間體療法分為藥物性和非藥物性兩種。藥物性時間療法就是選擇適當時間，服用相應藥物，促使人體晝夜節律的周期時相轉移，以求同步於新的工作——休眠周期節律。儘管改變人體「生物鐘」進行的藥物很多，但最常用的是鎮靜催眠類。例如安定、佳樂安定、舒樂安定、海樂神等。對於上夜班者，可在白天服用這類藥物，以使機體內部的許多生理功能也隨之有相應的節律改變。

新近醫學家又發現了醫治晝夜節律紊亂的更好藥物——褪黑激素，也叫抗黑變激素，或稱松果體腺素，它是人腦松果體在夜間產生的一種具有調節晝夜周期節律的激素。當在白天給予外源性的褪黑激素時，晝夜周期節律就會發生相應的改變。應用這種激素類藥物的優點是，既能從機理上改變機體晝夜周期節律，又可以避免應用鎮靜催眠類藥物的毒副作用。

非藥物性時間療法，係指明光擇時照射人體的治療方法（詳見前文介紹）。對於因工作時間晝夜顛倒，致使機體調節不良者，明光照射理應安排在夜間進行。具體時間應通過測定人體生理功能節律的紊亂程度而定。

上述兩種時間療法，各有千秋。應用時，既可選擇其中之一，也可以雙管齊下，共同施治。施用療程應視症狀緩解為限。當然，因人制宜、因地制宜、因時制宜，是時間療法的普遍原則。

六、明光擇時照射治療季節性情感障礙

季節性情感障礙，顧名思義，是發生於特定季節的情感異常，亦稱「冬季抑鬱症」。故

其發病季節理應在冬天，並且屬於抑鬱症的一個典型。它的發病特點是秋季復發抑鬱症狀，至春季自行緩解，這種抑鬱症的臨床表現多為嗜食糖類、胃納增加、睡眠過多、疲勞感、體重增加及其它症狀。以往神經精神科醫生對這種病症缺乏認識。

近十年來，隨著時間醫學的迅猛發展，季節性情感障礙逐漸受到重視，它的病因研究結果表明，該病症是以周期節律性睡眠和情感障礙為突出特點。為此，針對性施用時間療法也就順理成章。

以往治療睡眠和情感障礙疾病離不開藥物。然而，這類藥物毒性副作用大，效果好壞不一。因此，神經精神科醫生一直在努力尋求醫治該病症的方法。十幾年前，醫學家通過研究，認識到季節性情感障礙的生物節律特點。至此試用明光照射時間療法即成為事實。

一九八〇年，美國俄勒岡州醫科大學的劉易（Lewy）教授首次選用明光照射治療季節性情感障礙，並獲得了良好效果，這之後，明光照射時間療法逐漸成熟並日臻完善。目前，它已成為季節性情感障礙治療的首選方法。

季節性情感障礙，從病因實質上講，屬於人體節律障礙性疾病。大量實驗研究證明：季節性情感障礙者的晝夜周期節律與正常人不同，病者的晝夜節律周期時相的變移，或者提前或者延遲。曾有醫學家做這樣的試驗，讓該病患者提前睡眠或後半夜不睡眠。結果症狀得以暫時緩解，這證明該類患者確實有晝夜周期節律前移的現象。

近幾年，又有醫學家通過測定人體褪黑激素產生的起始時間，來衡量人體晝夜周期節律的時相變化。結果證明：季節性情感障礙患者，不僅有周期時相提前型節律障礙，也有周期時相延遲型節律障礙。為此，對該病症患者施用明光照射時間療法不能千篇一律，而是有很強的時間選擇性。

現在用於治療季節性情感障礙的明光強度範圍一般在一五〇〇～二五〇〇Lux（物理量）。施用時間是根據測定晝夜周期節律的時相標誌——褪黑激素產生的起始時間而定。原則上講，對於時相提前型季節性情感障礙，明光照射應在晚上進行，而對於時相延遲型季節性情感障礙，明光照射應該安排在早晨。但是，具體情況還應具體分析，區別對待。

例如，一九八〇年第一例明光照射治療的季節性情感障礙病人，所採用的方法是在每天早晨六～九點和下午四～七點兩次給予明光照射，效果令人滿意。在這之後的九例季節性情感障礙治療中，採用了同樣的方法，也達到了預期的治療效果。

這種照射時間安排的理論依據是，因為冬季白晝時間相對縮短，而黑夜相對延長，勢必誘使患者症狀加劇。要想緩解病症，就必須在白晝兩端增加光線照射，以求改變晝夜時間比例，從而促使病狀改善。

最近，美國神經精神病學專家對比研究了明光照射在早、晚之間的效果差異，結果發現：對於治療季節性情感障礙病人，早晨明光照射效果明顯好於晚上，分析其原因可能是該病患者晝夜周期節律時相延遲型多於時相提前型，並且晚上明光照射影響睡眠質量，不利於病症緩解。

目前多數臨床神經精神科醫學認為：明光照射治療季節性情感障礙，在早晨施用比晚上效果好；早晨和晚上併用，不比單獨早晨施用效果好。但可以證明：晚上明光照射，比讓患者身處暗光環境有益於病症緩解和身體康復。

總之，明光擇時照射不失為治療季節性情感障礙的艮好方法，具體施用方式（主要指時間選擇）需因人而異。

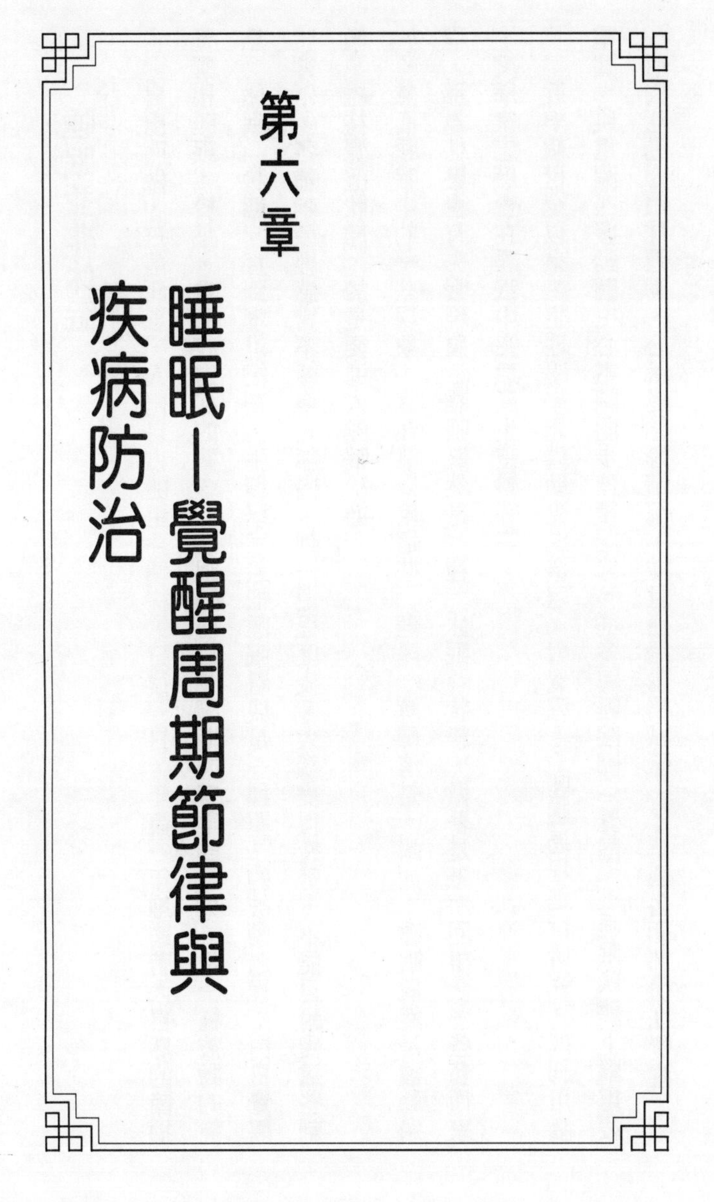

第六章

睡眠—覺醒周期節律與疾病防治

一、睡眠並非休眠

日出而做，日落而息，人們自古隨星斗轉移，日復一日，年復一年地踏著大自然的節拍覺醒和睡眠。於是，曾形成這樣的觀念：睡眠是白日覺醒期間勞累的結果，是一種被動的靜息「休眠」狀態。直到本世紀初，生理學家還把睡眠看成是一種單一的被動過程：白日覺醒狀態下，各種刺激經感官不斷傳入腦內，到一定程度後，大腦變得疲勞，不能再耐受這些刺激，維持覺醒狀態，於是便進入睡眠狀態。

然而睡眠中的一些現象，實在難以用這些「理論」解釋清楚。諸如：睡眠既然是被動過程，那為什麼會有失眠現象？睡眠既然是一種「休眠」狀態，做夢是怎麼回事？一些藝術家、文學家怎麼會在睡眠中突然產生靈感等等。

近半個世紀以來，生理學家們借助先進儀器，對覺醒——睡眠過程進行研究。如利用腦電圖、肌電圖、眼動圖、心電圖同步連續記錄（稱多導睡眠圖）覺醒——睡眠狀態下腦電波、肌肉活動、眼球運動、心跳變化等情況，並且通過動物試驗，了解腦各個部份在覺醒——

睡眠過程中的作用，以及伴隨的生理生化變化，終於使睡眠本質初見端倪。

睡眠是腦的一種生理功能，是一主動而非被動的過程。在覺醒狀態下，腦對外「開放」，將外界各種信息綜合、轉化、貯存及指揮軀體做出相應的反應。到一定時候，腦便主動將自己「封閉」起來，進入睡眠狀態。對外界變化「漠然處之」，以保證自己有足夠的時間養精蓄銳，從而以良好的機能進入下次覺醒狀態。這種覺醒——睡眠、睡眠——覺醒的周期交替，經歷長期的生物進化過程，逐漸與宇宙間白晝——黑夜、黑夜——白晝的周期性變化同步進行。

當夜幕降臨時，人即使不感到疲勞，腦也會很快由覺醒狀態進入睡眠狀態。同樣，由睡眠到覺醒的轉化，也不是由外界刺激所左右，而是大腦自身休整後的主動轉復。例如，中國人由北京初到美國紐約，到了平時睡眠時間，不會因為環境仍是白天而不困倦。機體需要一段時間的適應過程，才能使覺醒——睡眠周期與當地白晝——黑夜周期吻合起來，這就是所謂的「時差」。再如人們常見的失眠症，其本質是腦功能紊亂的一種表現。

人在晝夜二十四小時期間，不僅存在覺醒——睡眠周期節律性，而且睡眠本身具有一定的周期節律性，即快眼動睡眠和非快眼動睡眠不斷交替。由覺醒進入睡眠狀態時，首先進入非快眼動睡眠狀態。非快眼動睡眠，代號NREM睡眠，由淺到深分為四期：淺睡眠期（I期）、輕度睡眠期（II期）、中度睡眠期（III期）、深度睡眠期（IV期）。

覺醒狀態下，腦電波的主要節律為八—三十Hz，多數以八—十三Hz的α波為主，部分人以十三—三十Hz的β波為主。NREM睡眠中，由I期到IV期，腦電波的節律逐漸變慢，到III、IV期腦波以四—八Hz的Q波及○・五—四Hz的δ波為主。因此，III、IV期NREM睡眠又特稱為慢波睡眠。整個睡眠過程中，睡眠逐漸變深。在I、II期易喚醒，喚醒後睡眠者往往說自己不曾入睡；在III、IV期則不易喚醒，同時肌張力變得越來越低。NREM睡眠中，無精神活動、無做夢情況，還因無眼球快速轉動而獲得非快眼動睡眠之稱。

快眼動睡眠，代號REM睡眠。由覺醒狀態不能直接進入REM睡眠，而只能由NREM睡眠進入REM睡眠，因而可以說REM睡眠是NREM睡眠的繼續。

REM睡眠程度更深，更不易喚醒，肌張力更低。但REM睡眠時，腦電波與覺醒狀態下的腦電波相同，以快波為主，故又稱快波睡眠。同時，腦處於興奮狀態，有精神活動，於此期喚醒睡眠者，八十五%以上說自己在做夢。因此，有人稱這種深而又類似覺醒的睡眠為矛盾睡眠。整個REM睡眠期，可能由於精神活動的原因，眼球不斷地快速轉動，故也稱為快眼動睡眠。在此期間，睡眠者血壓、呼吸、心跳均不規整，容易發生呼吸系統和心、腦血管疾病，甚至猝死。因此，提醒已具有這些疾病危險因素的病人，要特別注意預防疾病猝發，並採取針對性措施，如睡前增加藥物或加大用藥劑量。

成人夜間八個小時的睡眠中，NREM睡眠與REM睡眠一般要交替四次。由NREM睡眠和REM睡眠均可直接進入覺醒狀態。由NREM睡眠覺醒時，睡眠者一般說「昨晚沒做夢」或「夢境記不清了」。而由REM睡眠覺醒時，睡眠者對夢境一般記憶如畫。所謂睡眠中出現的靈感，實際上產生於REM睡眠階段。

REM睡眠與NREM睡眠迥然不同。它們之間的差別就如REM睡眠、NREM睡眠與覺醒狀態之間不同。三種狀態存在各自的神經生物學基礎，並由生物鐘總體支配。因此，有人稱人們的一生中，不是以覺醒——睡眠兩種狀態存在，而是以覺醒、REM睡眠、NREM睡眠三種狀態存在。三種狀態下病症的發生機會大不相同，不同狀態下應用藥物治療疾病的效果也有較大差別，值得注意。

二、睡眠與意外事故

一九八六年六月，在美國俄亥俄州哥倫比亞城召開了國際睡眠研究學術會議，與會科學家討論了意外事故的發生與人類晝夜覺醒——睡眠周期節律的關係，從而明確覺醒——睡眠周期節律在意外事故中的作用，並提出了相應的防範措施。

覺醒與睡眠在晝夜二十四小時周期中交替進行，是腦的一種重要生理調節功能。它由腦內生物鐘所控制。人們每到習慣睡眠時間，大腦就會自然地出現「睡眠壓力」。此時，如果因環境、生活或工作需要而不能入睡，就需要通過體力活動、服用興奮劑或採用物理刺激等方式，來暫時對抗這種睡眠壓力，迫使自己不入睡。

但某些工作環境，不允許人們採取上述措施，這些人就可能於不知不覺中進入睡眠狀態。特別是對於工作新手、睡眠不足和有睡眠疾病的人，情況更是如此。人們把這種睡眠稱為「非故意性睡眠」。

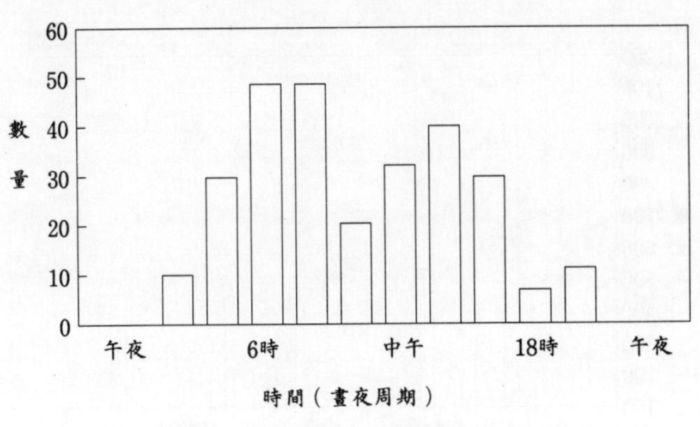

圖13　278人非故意性睡眠時間分布

科學家們分析了大量有關睡眠方面的資料，發現各行各業的工作人員出現非故意性睡眠的分布，如圖13所示，它在晝夜二十四小時周期中呈雙峰節律性分布形式。

第一高峰位於凌晨二～七時之間，第二個高峰位於下午二～五時之間。處於發生「非故意睡眠」的高峰期，正在工作的人們，即使不入睡，機警性及分析能力也明顯下降，容易做出錯誤判斷及危險舉動。因此，推測一些重大事故的發生，不僅與設備失靈、工作條件差、工作人員水平不夠等因素有關，而且受覺醒——睡眠周期節律，這一人體生理現象的影響。該類事故本身可能就是「生理性故障」。

為此，科學家們又詳細觀察、分析了意外事故發生

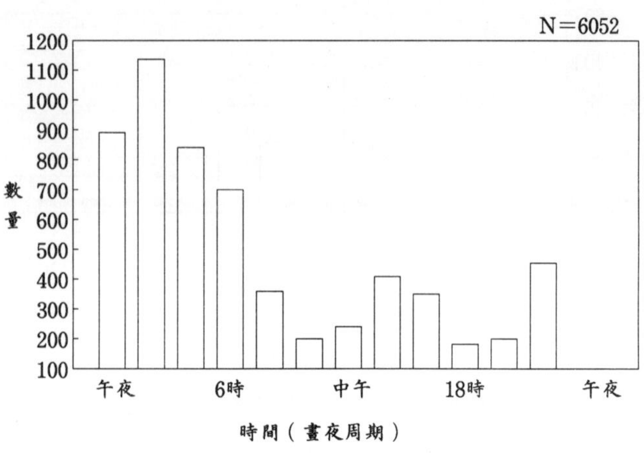

圖14　單車交通事故發生時間分布

時間在晝夜二十四小時周期中的分布情況（圖2、3）。

交通事故是當今社會危害人類生命及財產安全的主要原因之一。它的發生原因有多種，如：道路條件差、車速過快、交通擁擠、司機駕駛技術差等等。除此以外，交通事故的發生與覺醒——睡眠周期節律也有關係。為探討這一問題，科學家們特地分析研究了有關道路上單車行駛時的交通事故資料（圖14）。

圖14展示了以色列、美國德克薩斯州和紐約城統計的六〇五二件單車行駛交通事故，發生時間在晝夜二十四小時內的分布情況，它與非故意性睡眠出現時間，在晝夜二十四小時內分布情況非常相似

，亦呈雙峰形式。

第一高峰在午夜至早晨七時之間，以凌晨一～四時最突出，第二高峰位於中午十一～四時之間。司機年齡超過四十五歲時，情況更是如此。

荷蘭有一個調查報告，分析了七四二件公共汽車、自行車行駛交通事故的發生情況，結果表明：發生事故最多的時間是早晨五～六時，其次為下午一～二時。美國另有四九二例卡車、自行車行駛交通事故調查報告指出：發生交通事故的高峰時間在凌晨一～七時之間。

前西德聯邦鐵路局曾調查過二三〇〇多次錯誤性火車急性剎車事件，發現它們主要發生於凌晨三～六時之間，其次為下午一～三時之間，均是火車司機處於「精神恍惚」狀態時的非意識性剎車。

鑒於單車行駛交通事故在晝夜二十四小時中的時間分布，與非故意性睡眠的晝夜二十四小時時間分布非常相似，而且還有直接證據說明事故發生時，司機常處於瞌睡情況。因此，科學家們認為交通事故的發生頗受覺醒——睡眠周期節律的影響。

除交通事故外，其他操作性事故的發生，亦受覺醒——睡眠節律影響。瑞典有份調查煤

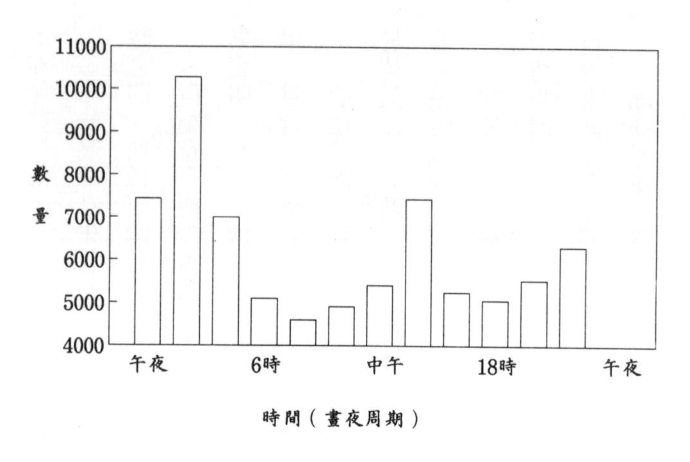

圖15　讀表錯誤事件發生的晝夜時間分布

氣廠二十年間的七五〇〇〇例煤氣表讀數錯誤事件的報告，表明錯查事件發生的晝夜二十四小時節律性分布情況（圖15），也與非故意性睡眠時間分布相似。第一高峰時間在凌晨二～四時之間，第二高峰時間在下午二～四時之間。

科學家們還分析了有關航空、太空及核事件方面的研究資料，發現這些事件的發生，與有關人員的睡眠周期也密切相關。

一九七九年三月二十八日，在美國賓夕法尼亞州，發生了美國歷史上最嚴重的商用核電廠事件。此事件使整個核反應堆幾乎全部毀掉。事件的發生原因是凌晨四～六時一個閥門阻塞，中心冷卻水消耗完所致。當時值班人員警惕性低，未能發現此故障並加以排除而釀成事故。

美國航空史上的特大災難——挑戰者號太空火箭事件的發生，也與凌晨發射，工作人員睡眠不足、判斷失誤有關。

一九八六年一月六日，哥倫比亞號太空火箭的發射險些成為災難，原因是在預定發射時間前五分鐘，位於肯尼迪航空中心的操縱者，竟然無意地從火箭外艙中排掉一八〇〇〇磅液氧。幸而在要發射前三十一秒鐘，工作人員發現因液氧不足引起發動機內艙溫度過高，而及時做出停止發射的決定。有關人員之所以操作錯誤，主要與連續值三個長達十二小時的夜班有關。

總之，越來越多的科學研究資料表明，在晝夜二十四小時周期中，凌晨一～八時，是發生操作性意外事故的第一高峰時間。第二個高峰時間為下午二～六時，與非故意性睡眠的發生時間分布相似。科學家們認為，這決非是偶然的巧合。

這些事件的發生，與工作人員在這個易入睡的時間內，注意力不能集中，判斷力下降，甚至瞌睡或者完全入眠有直接的關係。因此，科學家們建議，對於涉及到關係他人生命安全和重大社會利益，而又不得不剝奪操作者的睡眠時，應充分考慮值班人員的覺醒——睡眠周期節律。合理安排工作和休眠時間，保證值班人員的睡眠時間。另外，加強值班時適應強化訓練，也是非常必要的。

三、癲癇發作與覺醒——睡眠周期

癲癇常於什麼時間發作？發作有無時間規律？幾乎是每一個癲癇患者都渴望了解的問題。的確，因擔心發作而引起恐慌對患者日常生活的影響，有時並不亞於症狀發作的本身。

經過數代醫生的臨床觀察與研究，目前已經認定很多癲癇症的發作，的確受覺醒——睡眠周期的影響。根據發作與覺醒——睡眠周期的關係，可將癲癇分為三類：睡眠癲癇，其發作時間集中於夜間睡眠時；覺醒癲癇，集中在白天覺醒時發作；彌散性癲癇，其發作與覺醒——睡眠周期之間的聯繫不明顯。

常見的發作與覺醒——睡眠周期關係密切的癲癇症，如良性兒童期癲癇的部分患兒。此症主要見於三～十三歲的男性兒童，其發作時表現為口部、咽部和一側面部的抽搐，有時可擴展為全身性抽搐。一般在夜間睡眠狀態下發作，並使患兒驚醒。特發性全身性強直——陣攣發作，即過去所稱的原發性癲癇大發作，往往於早晨覺醒後發作。

嬰兒癲癇症，顧名思義，是發生於嬰兒時期的癲癇症。發作時主要表現為突然的屈頸、彎腰動作，每次持續一～十五秒，常連續發作數次至數十次，發作多集中在睡前和醒後。

近來有醫學家通過動物試驗證明，癲癇灶（大腦中產生癲癇性放電的部位）內，神經細胞癇性放電所需要的最少刺激強度，即癲癇閾，存在晝夜節律性變化。由此可推測，癲癇症的發作與覺醒——睡眠周期有關。這除因睡眠、覺醒的轉化，可誘導癲癇灶癇性放電外，尚與癲癇灶內神經細胞放電的固有晝夜周期節律有關。

癲癇症的臨床症狀發作，與覺醒——睡眠周期有直接關係。癲癇症患者的腦電圖，與覺醒——睡眠周期的關係就更為明顯。醫生診斷癲癇時，最重要的輔助檢查就是腦電圖。如果腦電圖上記錄到癲癇性放電，將是診斷癲癇的有力證據。但常規腦電圖記錄到這種放電的機會並不多。既往常用藥物誘導癇性放電，但很不可靠，且不安全。近幾年採用睡眠和剝奪睡眠的方法，誘發癇性放電。實踐證明，這種方法比以往所有的方法都安全有效。因此，很多腦電圖室，將這種方法列為癲癇症患者腦電圖檢查中的必做項目，由此進一步證明了癲癇與覺醒——睡眠的關係。

目前，治療癲癇的藥物，也特別強調根據癲癇發作的晝夜規律，來安排服藥時間。如癲癇病多在夜間和早晨發作，那麽，服藥時間在下午和入睡前進行；如發作主要在下午和入睡前，服藥時間應安排在早晨或上午。這樣可使血中藥物濃度在癲癇易發時間處於高峰，從而達到用藥少而療效佳的目的。

另外，病人日常生活中，既要保證足夠睡眠時間，又不宜過長。

根據癲癇症發作與覺醒——睡眠周期的關係，對癲癇的外科治療也有幫助。有些癲癇症，經藥物治療，效果不佳。醫學上將其稱為頑固性癲癇。對於這類癲癇症，可望得到手術治療。目前癲癇症手術的最佳方式，是將癲癇灶切除。然而，手術的成功與否，主要決定於癲癇灶定位是否準確。而癲癇在覺醒——睡眠周期中的發作時間對於定位病灶很有幫助。精神運動性發作，稱複雜部分性發作，是一種常見的局灶性發作形式。其病灶一般在大腦顳葉，有時也可在顳葉外，如額葉、頂葉等。但病灶位於顳葉時，手術效果最好。

有資料表明，精神運動性發作性癲癇症，可根據發作與覺醒——睡眠周期關係，來判斷癲癇灶在大腦的顳葉，還是在顳葉外。顳葉病灶，發作與覺醒——睡眠周期關係不明顯，否則，關係明顯。因此，癲癇發作時間幫助了癲癇病灶的定位。

四、不容易忽視的打鼾

某些疾病常常伴隨著鼾聲而突然發生。我們遇到許多老年急症病人，訴說自己是在沉睡之中，突然感到身體不適，而病人家屬則轉述是聽到其鼾聲後，突然出現病吟。

打鼾其實是睡眠時軟腭、舌根等處的軟組織，隨著吸氣流的顫動而產生的一種聲學現象，是在吸氣時發出的一種刺耳的、噴鼻息樣的聲音。有人統計，一般打鼾者，每夜要發出五〇〇～一三〇〇個這樣的聲音。引起打鼾的因素有幾種，最常見的是感染性疾病，例如咽炎、扁桃體炎及過度吸煙等。

打鼾是上呼吸道不全阻塞的結果。單有這種睡眠打鼾現象，也許並不使人們感到十分害怕。因為許多人說自己打鼾已有幾年甚至十幾年了，並沒有發現明顯的病症。其實嚴重打鼾者，絕大多數都伴有短暫的呼吸停止，此時呼吸道沒有氣流通過。但缺乏經驗的人誤以為這是瀕死的徵兆，事實上約十秒鐘後呼吸便自行恢復，鼾聲再度響起。這種現象在醫學上稱為「睡眠性阻塞性呼吸暫停綜合徵」。

科學研究發現，頻繁的、持續的呼吸暫停發作，直接影響了肺部的換氣功能。肺組織換氣不足，導致了血液中氧氣供應不良，繼而出現二氧化碳含量增加，也就發生了醫學上稱作「低氧血症」和「高碳酸血症」的兩種病症。最終結果影響了全身組織、器官的血氧供給，這種人體必需的「營養品」——血氧缺乏，肯定會導致相應疾病的發生。

本書第三章中講述的「發病危險時刻」，提醒我們在夜間四時左右警惕疾病發生。這個危險時刻不正處於睡眠打鼾的時間嗎？再仔細觀察，睡眠打鼾者多是高血壓病人和心臟病患者。醫學研究也確實證明了睡眠打鼾症可誘發多種心臟血管疾病，如高血壓、心絞痛、心律失常、心肌梗塞及腦中風等。醫學家們認為心臟病、腦中風等病症的發生時間之所以有晝夜分布周期性差異，原因之一就是睡眠打鼾，尤其是呼吸暫停症的誘發。當然，致病的因素有多種，並且是相當複雜的。

認識了睡眠打鼾這個致病的「罪魁禍首」，及時對它防治是必不可少的。首先避免過度吸煙，積極治療呼吸道炎性病症是非常重要的措施。對於呼吸氣道軟組織肥大、鬆弛嚴重者，應儘早去醫院耳鼻喉科診治。另外，伴有睡眠打鼾的疾病患者，睡眠前服用的治療藥物效果可能受多種因素的影響而減低。因此，對這類病人原發病症治療時，夜間用藥種類和劑量應作適當調整。

五、時間療法治療睡眠障礙

睡眠障礙是痛苦的，對此很多人有不同程度的體驗。長期睡眠障礙，最常見者是失眠的病人，不僅伴有軀體的一系列不適症狀，例如：心慌、血壓不穩、多汗、肢端發冷和麻木、腹脹、腹瀉、便秘、尿頻、遺精、早泄、陽痿、或月經失調等，醫生統稱它們為「植物神經功能紊亂症狀」。

病人精神上遭受巨大的摧殘，自我控制能力減弱，性格變得急躁和容易激動，情緒明顯不穩，注意力難以集中，記憶力減退明顯，容易疲勞和衰竭。儘管他們就醫慾望強烈，常常多方求醫問藥，但多數仍難以擺脫對催眠藥物的長期依賴，結果可能還要耐受催眠藥物的毒副作用和病症的雙重折磨。為此，患者熱切盼望治療睡眠障礙的更好方法。

我們不難理解，人類行為伴隨生存環境的晝夜交替，呈現周期節律性，而睡眠狀態正是人體晝夜周期節律性活動的重要組成部份，它的重要性是衆目昭彰的。只有維持良好睡眠，才能保證人體正常生理功能。否則就會出現諸如上述的多種症狀。由此可見，睡眠時間在人類晝夜周期中所占位置舉足輕重，睡眠障礙無疑是人體周期節律紊亂性疾病的一種表現形式。最新誕生的時間治療學，為人體節律紊亂性疾病的治療展現出美好前景。其中睡眠障礙的時間療法就為該類患者帶來了福音。

長期以來，治療睡眠障礙的方法是「千篇一律」——睡前服用催眠藥物。結果多是病症在短期內得到緩解。但對於長期睡眠障礙和經常服藥的病人，就會出現催眠藥物效應日漸降低，病人耐受毒副作用的能力日益減弱。最終病人無法擺脫對催眠藥物的精神依賴和對藥物副作用恐懼心理的困擾，病症往往加重。

直至時間治療學問世以後，這種病症的治療方法才有了突破。首先對睡眠節律周期以及睡眠障礙因果關係有了深入的理解。認識到睡眠時間與人體整個晝夜周期節律的相互關係。治療時，針對其病症形成機理，採用醫「表」兼治「本」的病因治療方法。例如，既然睡眠障礙就是人體晝夜節律周期紊亂的表現形式，那麼入睡困難的病人就是晝夜節律周期時相向後延遲的結果。而早醒性失眠症病人的晝夜節律周期則是向前提前的。

以此為理論依據，治療問題迎刃而解。即無論選用何種方法，只要能使人體晝夜節律周期向前或向後遷移，病症隨之就會緩解。再者，醫學研究發現，多種藥物，也包括催眠藥物動力學和時間藥效學現象。由此引出選擇合理用藥時間的問題。

例如，催眠藥中最常見安定類，僅在每日早晨七時和傍晚七時左右服用時，催眠效果最佳，其它時間服用後效果較差。

近年來頗受青睞的明光照射治療睡眠障礙更易爲醫患雙方接受。這不僅因為它是一種非藥物性的物理治療方法，可以使病人免受催眠藥物毒副作用的危害，而且因為它正是針對上述睡眠障礙的形成機理，尋求「根治性」的病症改善。至於明光照射治療人體節律紊亂病症的衆多特殊優點，已在前面「明光照射治療人體節律障礙性病症」一章中詳細講述。

總之，睡眠障礙病人應該樹立戰勝疾病的信心。時間療法治療睡眠障礙方興未艾，並且前景美好，病人要以良好的心理狀態，迎接這種嶄新的治療方法。

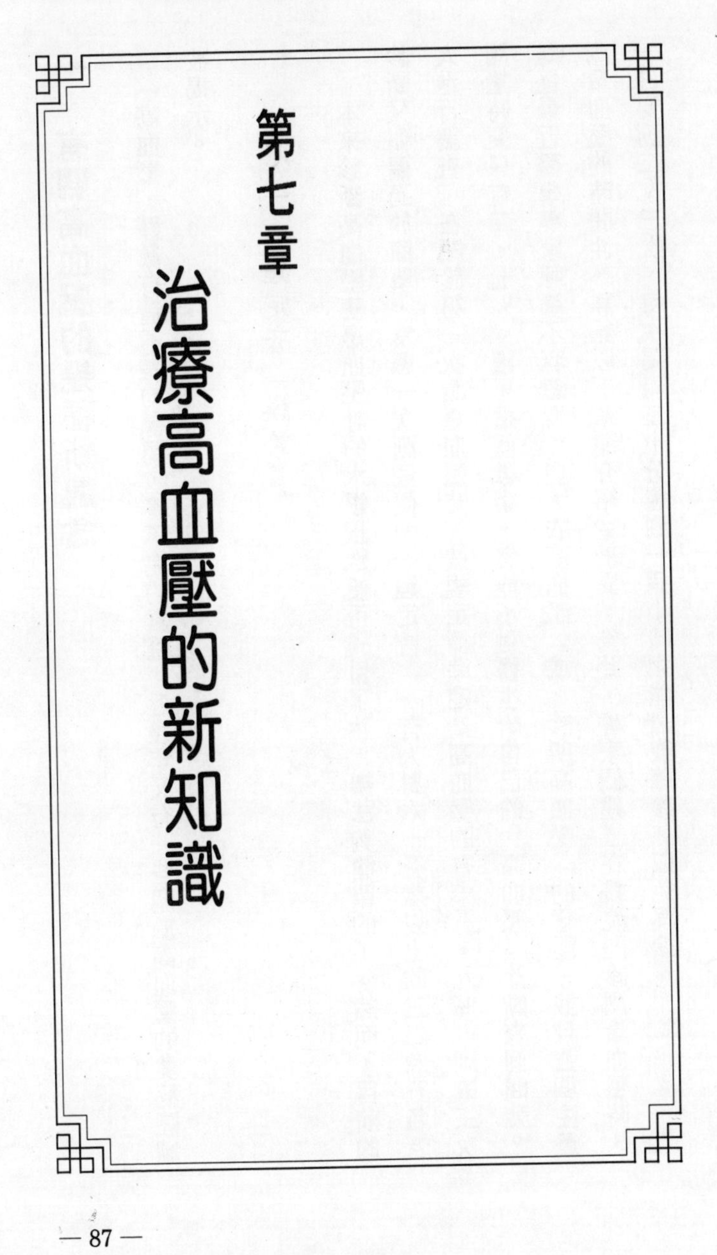

第七章 治療高血壓的新知識

一、有關高血壓的幾種新觀念

高血壓，好像有道不盡的學問，答不完的質疑。近幾年又有一些關於高血壓的奧秘陸續被揭示。

1、「一錘定音」誤診多

本來診斷高血壓病憑血壓計的水銀讀數便可一目了然，辦法夠簡單的了。然而，目前的診斷又偏偏過於簡單，常憑一次測量便「一錘定音」。有人對六十五歲以上的三二四五名老人進行調查，在門診第一次測量血壓時，按規定標準定為高血壓的有十三・九％，到第三次測量時便只有二・七％。讀了這個數字，您能不對醫生給自己的「高血壓」診斷畫個問號？難怪最近醫學專家呼籲不容忽視「白大衣高血壓」或「診所高血壓」的謬誤，並且強調注意測量血壓的時間性（詳見以下章節介紹）差異。為此，專家們建議在醫院門診測量血壓時，一日要測二～三次，每次間隔三十分鐘到一個小時才能最後確診，以免誤診。

2、血壓升高可有「頭」

血壓分收縮壓和舒張壓。通常血壓值的上升與年齡同步增長。但奇怪的是，舒張壓到六十歲便不再升高，而收縮壓至八十歲前還在「不遺餘力」地上升。有人直到老死前血壓仍在緩慢地隨年齡上升。可見高齡老人以單純收縮期高血壓居多，且不影響人的壽命。

3、晝夜「波動」有差異

由於大腦對血壓的調節機制，故高血壓患者和正常人都有血壓的日周期節律性波動，表現為晝高夜低。清醒時高，睡眠時低。這種「波動起伏」又因各血壓類型不同而有差異。研究結果表明，單純收縮期高血壓在夜間自行下降，幅度最大，平均下降值是原發性高血壓（兩項血壓值均高）和正常血壓的兩倍。

這種有別於其他類型血壓的「波動」，使單純收縮壓升高者，在降壓時尤其要防止用藥矯枉過正，引起夜間低血壓而發生意外。為此醫學專家建議，有這類高血壓病的老年人，應在收縮壓達一八〇毫米汞柱時開始用降壓藥物，最好能在二～三個月內使收縮壓緩慢下降二十毫米汞柱，使其穩定在一六〇毫米汞柱左右為宜。

4、心臟損害，輕重不一

不論那種類型的高血壓，都是心臟和腦病的危險因素。隨著血壓的增高，死亡率均相應上升。而科學研究結果表明：各類高血壓對心臟的損害程度不一樣，甚至有人提出收縮期高血壓患者的心功能幾乎和同齡正常血壓者一樣，保持健康的心功能。因此，在降壓時，即使稍有不慎，導致收縮壓下降，一般也不會造成心臟損害；另外，舒張壓在降壓時，也不會同時下降，更不會成為心肌梗塞的誘因。但其他類型高血壓患者，在降壓時，就不這麼樂觀了。

5、久病易患痴呆

有多年高血壓病史的中老年人，往往在進行腦ＣＴ或核磁共振成像（ＭＲＩ）檢查後，發現腦腔隙（小於二〇㎜）梗塞者並不罕見。有些病人在腦兩側，均有多個腔隙梗塞，並常伴有明顯腦萎縮。雖然這些病人的年齡在五十歲左右或偏高，以記憶明顯減退為主，即對剛剛發生的事情轉眼就忘。另外，病人感情脆弱，情緒易變，讓人難以理喻。醫生診斷為血管性痴呆，咎其「罪魁禍首」當是長期高血壓所致。

綜合以上所說，由於舒張壓至六十歲就停止上升，收縮壓卻「攀附」年齡緩緩上升。這樣，在高齡人群中，單純收縮期高血壓自然居多，成為老年病防治的重點。隨著人口的年齡化，與老人「廝守」的老病——高血壓，將有探索不完的奧秘，不時有新問題需要解答。

二、血壓晝夜波動的啟示

提及血壓，大多數人都略知一二，但要談及血壓晝高夜低的生理現象，則很少有人知曉。血壓，是指血管內的血液對單位面積血管壁的側壓力。血壓的形成有兩個基本要素，一是心血管系統內有血液充盈，二是心臟射血。我們通常所說的血壓是指動脈血壓，它受很多因素的影響，例如，心臟每收縮一次所射出的血量的多少、心臟跳動的快慢、周圍血管的阻力、主動脈和大動脈的彈性、循環血量和血管系統血容量的比例等等。

由於諸多因素可影響血壓，所以不同個體之間的血壓亦有差異。例如，個體間差異：肥胖者的動脈血壓稍高於中等體格者；性別差異：女性更年期前，血壓較同齡男性低，更年期後則較男性高。年齡差異：不論男性或女性，動脈血壓均隨年齡增長而升高，收縮壓的升高比舒張壓更為明顯。

新生兒收縮壓僅有四〇mmHg左右，到十二歲時升至一〇五mmHg，青春期，收縮壓上升較快，十七歲的男性青年，收縮壓可達一二〇mmHg，青春期後，收縮壓升高隨年齡增長相對緩慢，至六十歲時，收縮壓平均為一四〇mmHg。

除此之外，同一個人在不同的生理狀態下，血壓也會改變。如激動、恐懼、緊張、運動，甚至吃飯、談話時，血壓都有不同程度的升高。

在平靜狀態下，一天內的血壓也並非恆定不變。早在一〇〇年前，科學家們就已發現，人體血壓呈現晝夜周期節律性變化，睡眠時血壓下降，一般低峰時間在晚上十點至次日凌晨六點。睡醒後，血壓即刻升高二〇mmHg左右，之後再逐漸升高達高峰值。高峰時間為早晨六時至上午十時，晝夜二十四小時最大血壓差值可達四〇mmHg。

形成這種血壓晝高夜低現象的原因十分複雜，但直接因素應歸咎於人體內的一種兒茶酚胺激素的調節作用。兒茶酚胺生理作用可以使心臟的收縮能力加強，心率加快，同時還可以增加外周血管的阻力，從而使血壓升高。

由於兒茶酚胺的分泌同樣具有晝夜周期節律性變化，其在早晨起床後明顯增加，而夜間分泌水平逐漸降低，所以血壓變化也就呈現晝夜周期節律性。

血壓的生理性晝夜波動，實質上是人類適應生存環境黑白交替，和機體功能晝夜差異的結果，它對於人體生理功能的正常「運轉」必不可少。然而，由於血壓這種晝夜波動的規律，就為觀測血壓帶來不便，進而對診斷和治療高血壓提出了更高的要求。

首先，一天中單憑一次測定的血壓值，很難確定人體血壓的高低，更無法反映人體血壓的動態變化情況。為此，診斷高血壓必須注重測量血壓的時間。

目前診斷高血壓，一般要求在一天中的不同時間，至少測定二～三次，才能最終定論。再者，治療高血壓須注重時間性差異，合理選擇用藥時間，並針對晝高夜低的生理性變化，做到高時顯降，低時稍降或不降，以避免產生高血壓併發症。

三、正確認識「白大衣高血壓」

隨著醫學科學的發展，人們對血壓的認識日益加深。其變化規律被陸續揭示。例如：血壓的晝夜周期節律性。另外，一些血壓的「偶然」現象也引起人們的重視。「白大衣性高血壓」或「診所高血壓」就是其中之一。

「白大衣高血壓」這個名詞是由一位叫克萊那特的外國科學家提出的。他觀察到許多病人在醫院或診所測量血壓值高出正常範圍，而脫離該環境，比如回到家中，血壓則恢復正常。為此，他將這部份病人命名為「診所高血壓」，也稱為「白大衣高血壓」。這個名詞一直被沿用至今。這種現象也已逐漸為醫學界所承認。

追究「白大衣高血壓」的形成原因，不外乎是「診所」或「白大衣」環境造成的情緒緊張。人體每當處於緊張狀態時，各系統就會發生一系列的變化，其中與血壓直接相關的變化是交感神經興奮性增強，一種叫做兒茶酚胺的激素分泌量顯著增加。後者增加的結果使得心搏有力，心跳加快，血壓升高。這類高血壓狀態多是短暫的，一過性的。多數病人間隔一段時間，或脫離緊張的環境，再重新測量血壓就會有所恢復。隨著對血壓認識的逐漸深入，人們發現「白大衣性高血壓」與測量血壓的時間並非沒有關係。血壓正常的生理性日周期節律性變化，使血壓低谷值與高峰值相差達四十毫米汞柱。

醫學專家們發現健康人在血壓周期變化的某個時間段內，其血壓值可大大超過正常血壓範圍。如果病人在這個時間內到醫院就醫，則很有可能被劃歸到高血壓病之列。所以目前高血壓誤診率高達二〇%左右，其中大部份是「白大衣高血壓」所造成。

治療「白大衣高血壓」原則上是不需用降壓藥物，但應具體病人具體分析，區別對待。必須認真區分和對待兩類性質的高血壓，努力做到不誤診，「白大衣高血壓」，也不漏診「真性高血壓」。不可將兩者混為一談，延誤真性高血壓的及時治療。

四、高血壓病人的福音——ABPM的臨床應用

影響血壓的因素很多，故血壓變化多端。就一個人來講，有一晝夜間的周期節律性變化，有一天間的高低起伏，有一小時間的上下波動，甚至有幾分鐘的驟然升降。因此，觀測血

壓常令人煞費苦心，要診斷高血壓則需三思而行。目前高血壓誤診率如此之高（約五分之一的患者屬誤診），與我們忽視測量血壓的時間和環境因素有關，當然，也不能排除血壓監測的技術水平。治療高血壓需有完善的血壓監測手段，這是因為降壓藥物種類繁多，藥性及藥效各異，絕大多數降壓藥又具有明顯的時間行為，即在一天的不同時間服用效果有別。所以，只有具備艮好的藥效監測措施，才能保證用藥的合理和準確。那麼，採取什麼樣的措施才能監測血壓變化及評價降壓藥物療效呢？ＡＢＰＭ是其理想的選擇。

ＡＢＰＭ是非臥位動態血壓測儀的英文縮寫，已為臨床醫生所共識。它是近幾年來才研製出的一種動態監測血壓變化的專用儀器。由於臨床試用後，頗受醫生和病人的青睞，所以世界上數家醫藥公司競相生產這種儀器，至今臨床所見到的這種儀器型號已不少，但應用方法大同小異。就是讓病人隨身攜帶一個能夠間隔一定時間（醫生根據需要，選擇調定時間間隔，一般由數分至數小時不等）測量並記錄血壓的微型裝置，進行非限制性的日常生活，連續動態監測一晝夜至數晝夜不等（根據醫生需要）的血壓變化。ＡＢＰＭ對一晝夜期間的幾十個連續數據加以記錄並分析，直觀顯示了不同時間的血壓值及其趨勢。

ＡＢＰＭ用於臨床，為診斷和治療高血壓開創了一個新時代。首先，它能直觀顯示日常狀態下一晝夜每一時刻的血壓數值。通過分析，可以區別血壓的自然現象和偶然現象，不容易為類似「白大衣高血壓」或「診所高血壓」等一時現象所迷惑，從而大大提高了診斷真性高血壓的準確率，避免了一些病人枉冠高血壓「帽」、冤服降壓藥物的不良後果。

再者，ＡＢＰＭ的觀測結果是指導降壓藥物應用的良好標誌。依據血壓生理性變化規律，合理選擇降壓藥物種類，恰當安排服藥時間及方法，使降壓藥物的服用有理有利，努力做到降壓效果順應血壓自然變化規律，在血壓高時顯降，低時稍降或不降。用藥後的效果觀測更需借助於ＡＢＰＭ。根據觀測數值，再調整藥物的服用時間及方法，最終使降壓效果更趨完善。由此可見，ＡＢＰＭ應用於臨床醫療，避免了輕率確診高血壓，盲目應用降壓藥的不良後果，使醫生和病人受益匪淺。

五、常用降壓藥物服法新知

目前臨床應用的降壓藥物種類很多，但最常見的有三類：鈣離子拮抗劑、血管緊張素轉換酶抑制劑、β——受體阻滯劑。它們被稱為「第一線」降壓藥。有關這些藥物的服用方法已是老生常談，但最新科學研究表明這三類降壓藥的治療效果均有明顯的時間性。因此，服用這些藥物的時間技巧就鮮為人知。下面分別舉例介紹有關用藥時間問題。

1、鈣離子拮抗劑

鈣離子拮抗劑通過阻滯鈣離子由細胞外進入細胞內，干擾鈣離子誘導細胞生理活動而發揮藥理效應。這類藥物具有擴張周圍小血管作用，所以具有降低血壓的效應。最新科學研究發現，其中許多藥物具有時間行為。

心痛定：早晨八時服用，吸收速度快且藥物完全被吸收，即生物利用度高，而晚八時服用，生物利用度低。因此，同樣藥量早晨服用較晚上服用降壓效果明顯。

硫氮草酮：早、中、晚比較，以早晨服用後血液藥物濃度最低，效果最差。

尼群地平：清晨一次服用，不僅可以消除上午的血壓高峰值，而且可避免夜間的血壓低谷值，以利於緩解血壓晝高夜低的過度波動。

2、血管緊張素轉換酶抑制劑

這類藥物能抑制血管緊張素轉換酶的活性，使血管緊張素Ⅰ不能轉換成血管緊張素Ⅱ，即擴張小動脈又使醛固酮的分泌減少，從而發揮降壓作用。

苯脂丙脯酸：早晨七時服用可以明顯降低白天的平均收縮和舒張壓，而對晚間血壓值影響不大；在晚七時服用則相反，二十四小時晝夜血壓差值在早晨服用時較晚間服用時縮小，即血壓波動平緩。另外，在晚間服用時，苯脂丙脯酸可以淸除早晨血壓的劇升，但使夜間本已下降的血壓更降壓。因此，老年人應避免在夜間服用，以防夜間血壓過低而發生心腦血管意外。

巰甲丙脯酸：是血管緊張素轉換酶抑制劑中半衰期較短的一種藥物。一日三次服用與在早七時服一次苯脂丙脯酸的效果相似。

3、β──受體阻滯劑

心得安是目前臨床上常用的β——受體阻滯劑藥物之一，常用於高血壓的降壓治療。研究發現，早八時服用藥物吸收最快，血液中藥物濃度最高，治療效果好；而晚七時服用時，其生物利用度可降低三十五％。

總之，三類常用降壓藥物的治療效果均與服藥時間有密切關係，因此應用這些藥物治療高血壓時，應注重時間的選擇。以往那種在晝夜二十四小時內均量多次服用降壓藥的常規方法值得商榷，宜按藥物的依時效應合理分配藥量。

六、老年人服用降壓藥物應慎重

隨著年齡的增大，血壓逐漸升高，這是自然規律及普遍現象。但如果血壓升高程度超越「自然」和「普遍」，則為病症。即便如此，老年人高血壓具有自身特點，治療時不可流於常規，應十分慎重。

血壓包括收縮壓和舒張壓，通常情況下都隨年齡同步增長，收縮壓更為明顯。年齡超過六十歲只有收縮壓升高，而舒張壓不再升高。所以，六十歲以上的老人約四十三·七％有高血壓，並且其中約半數是單純收縮期高血壓。老年人血壓生理性變化規律，如晝夜周期節律性仍然存在，但這些變化規律比較低齡人又有特殊點。如晝高夜低的節律性波動更趨明顯，個體差異更加突出。因此，老年人的降壓藥服用切忌千篇一律，「老少無欺」，——用藥劑量和時間選擇都相當重要。

人到老年，各個臟器功能都有不同程度的衰退，影響了藥物的體內動力學過程。老年人的藥物代謝率與青壯年不同，變得緩慢，排泄能力降低，這樣就使藥物及其代謝產物在體內存留時間延長。

老年人由於體重及免疫功能的變化，對藥物敏感性增加，容易發生過敏反應和藥物過量。所以，老年人服藥要特別注意劑量適量，劑量宜少不宜多。服用降壓藥物更是如此。

老年人的腦動脈、冠狀動脈及主動脈己趨硬化，血管腔直徑變小，阻力增加，血流量減少，並且血壓的自身調節機能已不完善。如果使用強效降血壓藥物，血壓驟然大幅度下降，或者在血壓生理性波動的低谷期應用了降壓藥物，血壓更入低谷，勢必造成心腦血管供血不足，嚴重者誘發心絞痛、心律失常或心肌梗塞，引起腦血栓或冠狀動脈血栓的形成。所以，老年人對高血壓的適應能力往往大於對低血壓的適應，如血壓持續升高，一航還能耐受，而血壓突然下降則感到十分難受，無法適應。為避免降壓太低太快帶來的苦果，在嚴重高血壓的老年病人中，最好限制應用降壓藥或選用溫和的降壓藥，使血壓逐漸下降。通常使血壓維持在一五〇～一七〇／一〇〇毫米汞柱即可，或者降至該年齡的正常血壓水平為度，不宜再低，以免出現血壓過低，導致乏力、眩暈、休克等症狀，更應避免體位性低血壓造成骨折。

如果確定給予老年人降壓藥物，則服用時間的選擇十分講究。依據老年人血壓晝夜周期節律性特點，以及降壓藥物動力和效應的依時性，合理地選擇給藥時間。

一般地講，應該避免晚上睡前服用降壓藥物，以防止夜間血壓進一步降低的惡果，以及因夜間藥物代謝緩慢造成的毒性蓄積。對比早晨和下午服用降壓藥物後的藥物動力和藥效情況，前者明顯優於後者，表現為早晨服藥吸收快，代謝快，起效也迅速。並且針對老年人早晨覺醒後血壓驟升的特點，應該提倡覺醒後即刻服用降壓藥物，至於中午及傍晚是否需服降壓藥物維持療效，視個體血壓動態變化情況而定。因此，應用非臥位動態血壓監測儀（ＡＢＰＭ）觀察老年人服用降壓藥前後的血壓動態變化情況很有必要。

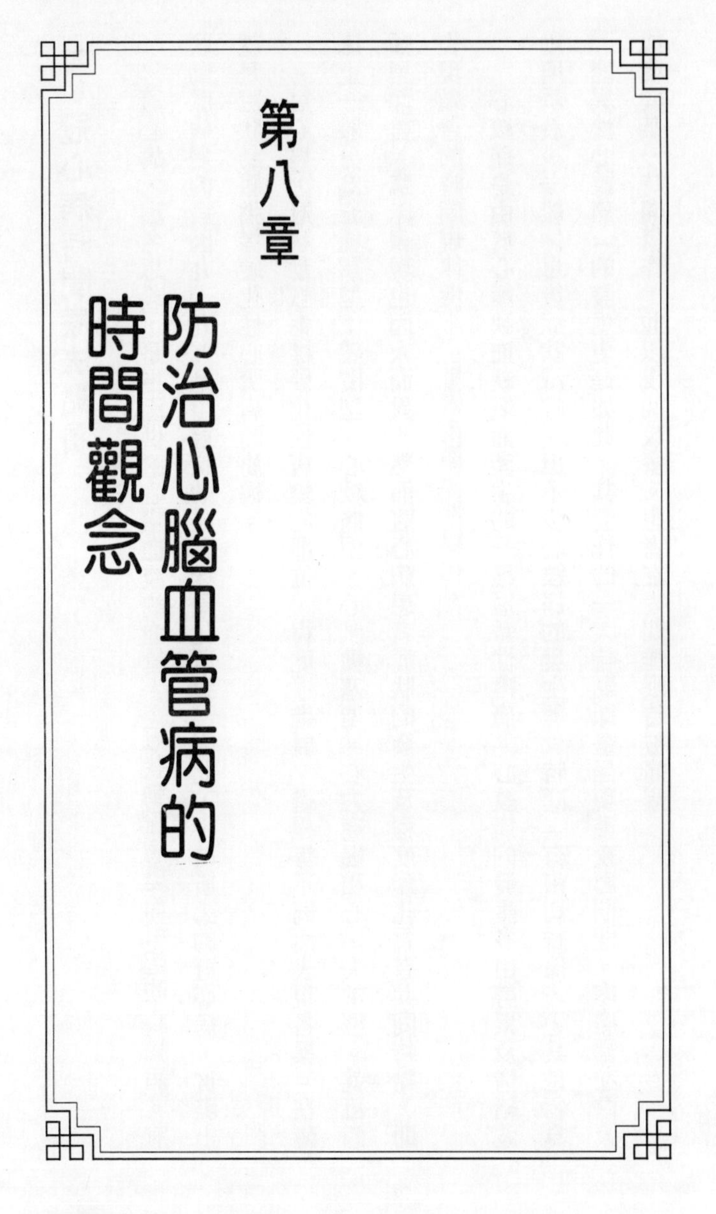

第八章 防治心腦血管病的時間觀念

一、冠心病時間療法點滴

冠心病，顧名思義，是指因供應心臟血液的血管——冠狀動脈病變而引起的心臟病。冠狀動脈病變的病因九十九％是由冠狀動脈粥樣硬化所致。因此，平時所講的冠心病，實際上就是冠狀動脈粥樣硬化性心臟病的簡稱。

冠心病因冠狀動脈粥樣硬化性病變的部位、程度、進展、過程等不同而表現各異。在臨床上一般分為五種類型：隱匿型、心絞痛型、心肌梗塞型、心力衰竭和心律失常型。就每個類型而言，臨床表現也因人而異。然而冠心病患者症狀的發生及程度變化具有共同特點，即表現顯著的時間規律性——呈晝夜節律性變化。

心絞痛是由於心臟缺血缺氧而產生的一種短暫性疼痛。心絞痛的發生多由勞累及情緒波動所誘發，一般休息後症狀減輕。但不少心絞痛的發生與「時間」有密切關係，尤其是名為「變異性心絞痛」的發生更是如此，其發作的一大特點即是呈現晝夜周期性。疼痛常在白天或夜間某一時間發作，並以夜間較多。患者在夜間睡眠時被痛醒。

心肌梗塞是冠心病的一個嚴重類型，是由於持久而嚴重的心肌缺血所引起的部份性心肌壞死。大量臨床統計資料表明，心肌梗塞的發生時間具有晝夜周期節律性。其發病高峰時間在早晨（六～十時），其次在午夜。

猝死，也稱突然死亡。國際心臟病協會規定，起病後即刻或二十四小時內發生突然未能預料的死亡稱猝死，有研究資料表明，猝死多發生於夜間，尤其是黎明前。

顯然，在冠心病的治療中，如注意其症狀發生的晝夜時間規律，有的放矢地按「時間」用藥，會得到較「盲時」用藥更好的治療效果。

目前，冠心病的藥物治療主要旨在擴張冠狀動脈，減輕心臟負荷，改善心臟血液供需平衡，從而防治因心臟缺血引起的症候。常用藥物種類有亞硝酸酯類、β—受體阻滯劑、鈣離子拮抗劑等。

新近科學家研究證明，人體對這些藥物的處置及感受性具有晝夜節律性。同一藥物同樣藥量，用藥時間不同，作用強度及臨床效果有差異。

硝酸甘油與消心痛是臨床上治療冠心病最常用的亞硝酸酯類藥物。研究發現，早晨應用硝酸甘油對冠狀動脈的擴張作用最強。消心痛在早晨八時和凌晨二時服用，比下午二時和傍晚八時服用，人體對其代謝較慢，因此血藥濃度較高。

心得安是β—受體阻滯劑類藥物的代表藥，人體胃腸道對其吸收過程具有晝夜節律性。早晨八時服藥，人體胃腸道對它的吸收最快最完全。而且心得安服用藥量與藥效的關係也存在晝夜節律性差異，如早晨八時和下午二時服用，其高峰藥效時間與高峰血藥濃度時間重合，而晚八時和凌晨二時服用，其高峰藥效時間與高峰血藥濃度時間分離。

心痛定屬鈣離子拮抗劑類藥物，已證明早晨較傍晚服用，胃腸道對其吸收更迅速、完全，治療作用也較強。

因此，應用藥物治療冠心病時，除應注意觀察症狀發生的時間規律，還應注重藥物與人體相互作用的時間規律，從而能夠合理地選擇用藥時間，更好地發揮藥物治療作用。例如，有科學家研究發現，對於不穩定型心絞痛病人，早晨服用硝酸甘油可以預防運動後誘發的心絞痛發作，下午服用該藥，這種作用就不明顯。心痛定對防治穩定型心絞痛發作，也有類似的日周期性差異的特點。

二、預防腦血栓形成的時間觀念

腦血栓形成，是在腦動脈病變、內膜受損的病理基礎上發生血栓，使腦動脈管腔狹窄、閉塞，致使相應供血區腦組織缺血、壞死而引起的臨床神經綜合徵。腦動脈病變、內膜受損是發生血栓的病理基礎，最常見的腦動脈病變為腦動脈粥樣硬化，絕大多數中老年人都存在這個病理基礎。在此病理基礎上，如存在以下誘因便可發生腦血栓。

(1)、血液動力學情況，如血流緩慢、血壓下降過度；

(2)、血液流變學情況，如血液粘稠度增高、血小板活性增強；

(3)、凝血與抗凝血機制失衡，如凝血因子活性增強，抗凝血因素減弱。

近幾年時間病理學研究表明，腦血栓形成還與時間有密切關係。

㈠晝夜周期與腦血栓形成

筆者曾對一九八六年至一九八九年間，山東省五家綜合性醫院收治的一〇三二例腦血栓形成患者發病時間進行分析，發現發病時間以早晨（六～八時）為最多，占二〇・五四％，凌晨至上午（四～十二時）發病例數明顯多於下午（十二～八時）和夜間（八～次日四時）。腦血栓形成的發病時間顯示出明顯的晝夜節律性。

㈡、腦血栓發病時間晝夜差異形成原因

目前認為腦血栓形成發生時間之所以存在晝夜節律性差異，與以下幾種因素有關：

1、**血壓存在晝夜周期節律性波動**。血壓於夜間常有生理性下降，在老年人尤為明顯，致使夜間腦血流緩慢，腦供血障礙，易於引發腦血栓形成。

2、**溶解血栓的生理因素**。纖維蛋白溶解系統活性具有晝夜二十四小時周期節律性變化。其中在凌晨前後處於功能低谷期，此時容易引發腦血栓。

3、**血小板聚集的作用**。有人觀察發現，血小板活性在一晝夜中並非恆定不變，而是呈現周期節律性變化，其中在上午聚集性最強，這對腦血栓形成也有一定作用。

4、**血液流變學因素**。有人發現血液粘度等血液流變學指標在清晨八時左右形成一晝夜

中的高峰值，這與腦血栓形成的高峰時間段具有時間上的同步關係。由此推測兩者因果關係的存在。

㈢、預防腦血栓形成應注意時間性

預防腦血栓的形成主要從兩個方面著手，一方面注意病因的防治，以減緩腦動脈粥樣硬化的發生，這是預防腦血栓形成的根本點。防治原則是改善腦血管舒縮狀態，促進血液暢通，維護好腦組織供血及組織代謝。具體措施有降低血脂及血液粘度，防止血糖增高，抗高血壓，忌煙酒等。

另一方面是避免腦血栓形成的各種誘發因素驟起。鑒於血壓、血小板活性及凝血機制、血粘度等血液流變學指標，均具有晝夜節律性變化，容易在淩晨至上午形成高峰狀態，誘發腦血栓形成。因此，預防血壓波動，抗血小板聚集，對抗凝血機制，降低血液粘度等措施，應注意時間選擇。例如：防治血壓晝高夜低的周期節律性波動，服用降壓藥物，應針對清晨血壓驟升及夜間血壓過低而導致的腦供血不足的情況，以清晨服用降壓藥物為佳，力求達到迅速的降壓效果。而晚上睡前少服或不服降壓藥物，以防止血壓進一步降低，發生腦血管意外。

阿斯匹靈是目前臨床應用非常廣泛的防治心腦血栓形成藥物，其服用時間及其理想效果，應在上午血小板聚集高峰狀態時服用，才能真正達到預防目的。另外，降低血粘度的首選藥物藻酸雙酯鈉（ＰＳＳ）越來越受人們的歡迎，其服用時間也應有所選擇。

為了緩解清晨血液粘滯狀態最差的狀況，提倡凌晨一次服用藥物或者增加清晨劑量，是避免清晨發生腦血栓形成的有效措施。

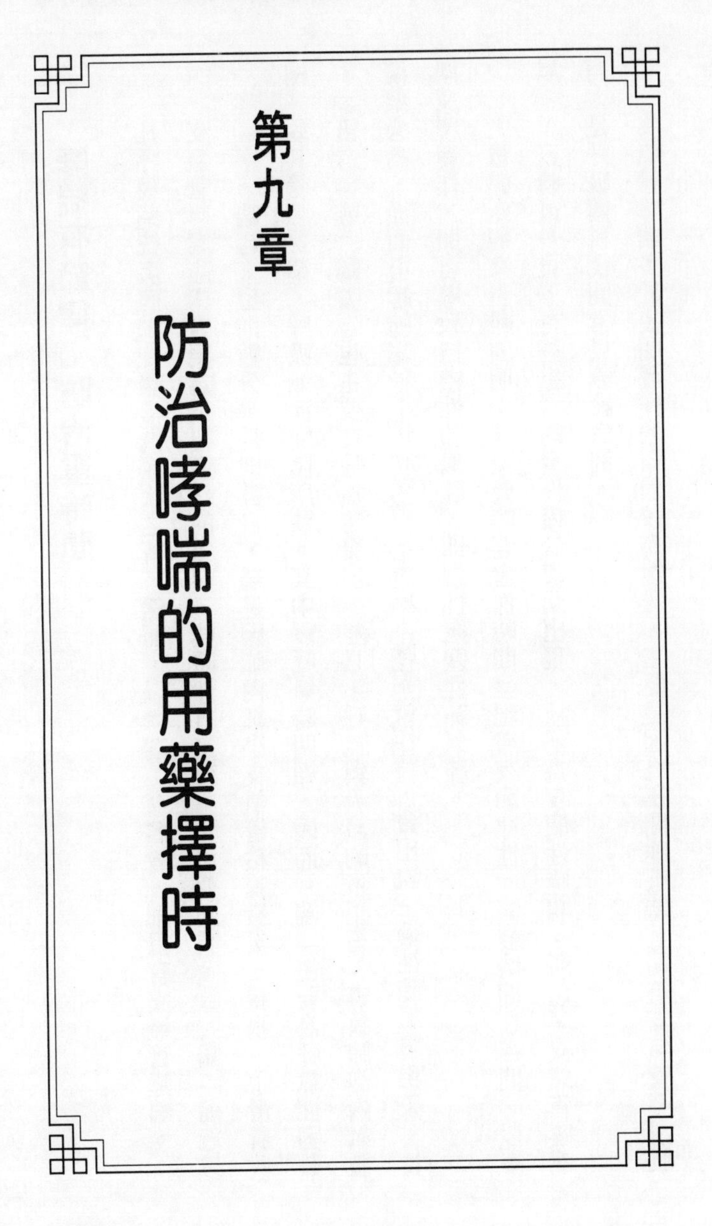

第九章 防治哮喘的用藥擇時

一、哮喘有節律　防治重時間

凡呼吸系統疾病，「喘」為症狀之首，然而，以「喘」命名者，則只有支氣管哮喘。

支氣管哮喘臨床表現為反覆發作的氣喘，喘時伴有笛聲，又可似鷗鳴，故「喘」前冠以「哮」字。喘起來短則數分，長則數日，喘是因肺內細小支氣管粘膜發炎、腫脹、平滑肌收縮，致其管腔狹窄，呼吸氣流受阻所致。其中以呼氣時明顯，因而「喘」主要為呼氣性困難，「笛音」或「鷗鳴」也主要在呼氣時發出。並且，呼氣與吸氣的不平衡，導致肺泡內氣體積聚過高，從而引起肺膨脹——肺氣腫。所以，哮喘發作時，會出現一過性肺氣腫現象。長期反覆發作，則可導致持續性肺氣腫，即慢性阻塞性肺氣腫。

大量臨床觀察資料表明：支氣管哮喘發作時間呈現晝夜節律性。高發時間在夜間，以凌晨一～五時最多見。有些患者的發作僅於夜間出現，故稱為夜間性哮喘。所以，支氣管哮喘病人是呼吸內科夜間常見急診病例。

支氣管哮喘多於夜間發作的原因較為複雜，主要是因為夜間睡眠時，司管支氣管平滑肌收縮的迷走神經活動增強，而司管支氣管平滑肌舒張的交感神經活動減弱所致。夜間迷走神經活動的「漲」與交感神經活動的「消」，則受下丘腦視上核「生物鐘」的轄制。

最近醫學研究發現，支氣管哮喘患者，細小支氣管內炎症反應也具有晝輕夜重的現象，這是哮喘多發生於夜間的另一機制。

針對支氣管哮喘發作時間的晝夜差異特點，加強夜間有效防範措施是十分必要的。而平喘藥物的應用，是防治哮喘發作的最主要措施。應用平喘藥物頗有講究，擇時巧施，使它在夜間，尤其於凌晨的血液濃度處於高峰值時服用，才能有效地防止哮喘的發作。但當哮喘已發作後，再用平喘藥物，則為時已晚。

那麼，怎樣用藥才能有效地防止哮喘發作呢?這就需要注重平喘藥物的劑型選擇與藥物的時間行為，以及用藥時間的合理安排。

茶鹹類藥物是目前臨床上應用最廣泛的平喘藥，它是最先被證明具有動力學日周期節律性變化的藥物。很多科學研究都發現，茶鹹類藥物早晨服用較晚上服用後血液藥物濃度峰值高，且濃度峰值出現早。因此，醫學家們建議，在夜間應給予比白天更大劑量的茶鹹類藥，甚至夜間一次用藥即可，以便克服夜間肺功能降低所引發的哮喘。

以往常規劑型的茶鹹類藥物，大都在每天早、中、晚三次服用，如此用藥後，在哮喘最易發作的夜間，血液藥物濃度恰處於低谷值，這就很難達到防止哮喘發作的目的。

一九八九年後，國外製藥公司開始生產並銷售一種晚上一次服用的茶鹹片劑，以防治夜間哮喘發作。這種僅於晚間一次服用的茶鹹類藥，多是緩釋型製劑，服用後，不是立即被血液吸收，而是緩慢持久地釋放藥物，致使血液中藥物濃度峰值後延，並在夜間居高不降，從而有效地防止了哮喘的發作。

Euphylong 和 Uniphyl 是國外目前常用的兩種緩釋型茶鹹製劑。臨床實踐表明，它們僅需在傍晚一次服用，就能使血中濃度在凌晨處於峰值。此刻肺功能狀態得到改善，哮喘發作次數明顯減少，並且副作用較常規劑型及常規用藥方法都無增加。醫生和病人對其療效及耐受性的評價為「好」或「很好」。

Nuelin 是另一種緩釋型茶鹹製劑，需要在每天早、晚兩次服用。此藥為在凌晨取得防喘效果，還應在傍晚加用非緩釋型茶鹹製劑。研究結果表明，如病人在早上七時和晚上七時分別服用 Nuelin 二五〇 mg，傍晚加用 Nuelin 液（非緩釋型製劑）的量與凌晨三時血液中茶鹹藥濃度的關係，可用如下方程式表示：

凌晨三時茶鹹血藥濃度＝二・二＋〇・五三×茶鹹血藥低谷濃度＋〇・〇二二×加用 Nuelin 劑量

應用 Nuelin 治療哮喘時，可參照此方程式於傍晚加用 Nuelin 液，使凌晨血液藥物濃度達到滿意效果。

β_2—擬腎上腺素類藥物也是治療哮喘的首選藥物。科學研究證明，叔丁喘寧等藥物的動力學，和它們對最大呼氣流量的改善作用，均具有晝夜周期節律性變化。口服該類藥物治療七天後（叔丁喘寧於早晨七時和晚上七時各服七・五 mg），發現早晨服藥後的血液濃度峰值較晚上高，且出現時間早。由此可見，該類藥物應用時，與茶鹹類平喘藥物相似，為防止夜間哮喘發作，睡前應加倍服用。

總之，平喘藥用於防治支氣管哮喘時，只有把握「喘」的節律特點和藥物行為的時間性能，綜合考慮有關因素，合理安排藥物劑量和服藥時間，才能達到最佳的治療效果。

二、糖皮質激素的擇時應用

糖皮質激素，全稱糖類腎上腺皮質激素，是人體內腎上腺皮質分泌的一種具有重要生理功能的生物活性物質。它具有調節體內糖、蛋白質、脂肪、水鹽等代謝作用。但當給予人體外源性的糖皮質激素，如強的松、強的松龍、甲基強的松龍等，使機體內該種激素含量超過正常生理水平時，它還有很強的藥理作用，諸如：抗炎症、抗過敏、抑制機體免疫活動等。

應用糖皮質激素的製劑治療疾病時，醫生都特別強調用藥時間，主要是避免或減少應用外源性糖皮質激素後，對內源性糖皮質激素分泌的抑制作用。所以，很多醫生主張早晨一次服用激素類藥物，以適應內源性激素的周期節律性變化。但應用糖皮質激素治療呼吸系統疾病，如支氣管哮喘時，情況則有所不同。

支氣管哮喘是一種過敏反應性疾病，故嚴重的哮喘，在一般平喘藥物療效不佳時，應用糖皮質激素治療，往往能夠獲得滿意的效果。

對於應用外源性糖皮質激素會抑制內源性糖皮質激素分泌的顧慮是不必要的，因為這種抑制作用一般在兩周之後才明顯發揮，而應用糖皮質激素治療支氣管哮喘，至多數日便可見效。所以，它對內源性糖皮質激素的分泌不致產生不良影響。因此，用藥時間應從療效和急性副作用方面來考慮。

國外醫學家研究發現，應用糖皮質激素類藥物治療支氣管哮喘時，以下午三時給藥為最佳時間，對於夜間發作的支氣管哮喘患者更是如此。

有人研究分別於早晨八時、下午三時和晚上八時一次服用強的松五〇mg後，對支氣管哮喘患者肺功能改善作用的差異，結果發現，下午三時服藥比早晨八時和晚上八時服藥後，對患者凌晨四時的肺功能有明顯改善。從支氣管肺泡灌洗液中觀察，白細胞（炎性細胞）總數下降也在下午三時服藥後最明顯。由此表明，下午三時一次服用強的松，較其它時間應用，在抑制通氣道炎症方面效果最突出。

應用糖皮質激素治療疾病時，急性副作用之一是對睡眠的不良影響。有人研究分別於早晨八時、下午三時和晚上八時一次服用強的松五〇mg後，對支氣管哮喘患者夜間睡眠的影響。結果發現，強的松對支氣管哮喘患者夜間睡眠的急性效應，具有依時性。

早晨八時服藥後使患者夜間入睡困難，睡眠變淺，易醒，睡眠質量下降；而下午三時服藥後，上述影響不明顯，還可以使深睡時間延長。

由此可見，應用糖皮質激素類藥物治療支氣管哮喘時，不應機械地遵守通常那種早晨八時一次服用的原則，而應考慮到哮喘發作的節律性特點，以及藥物效應的依時性，恰當選擇用藥時間。

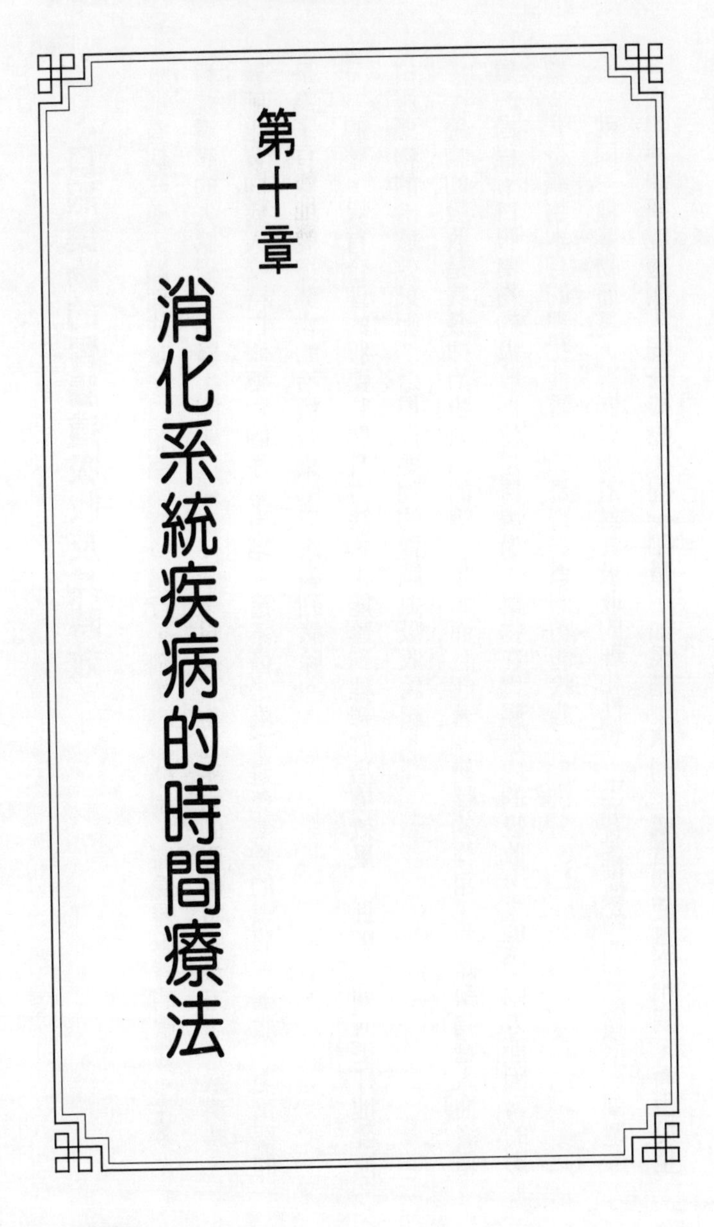

第十章 消化系統疾病的時間療法

一、口服藥物的胃腸道吸收及其時效

有病吃藥，順理成章。口服藥物簡單易行，劑量容易控制，深受醫患者的歡迎。許多在醫院看病的人感受到，醫生開藥後總會仔細囑咐病人每種藥物的服用時間及方法。取藥時，醫師也會向病人交待口服藥物的注意事項。這不僅是為了避免藥物的誤服或漏服，更重要的是為了有效地發揮藥物的治療效果，以求藥到病除。

的確，只有合理的服藥時間及方法，才能達到理想的治療效果。那麼，如何更好地發揮口服藥物的治療效果呢？這得從藥物的胃腸道吸收說起。

藥物的吸收是其發揮治療效應的第一步，而且起著關鍵性的作用，它是藥物進入血液循環的過程。口服藥物的吸收部位是胃腸道，藥物在胃腸道內的吸收，主要受兩方面因素的影響：一是藥物本身的理化性質；二是胃腸道的功能狀態。

就同一種藥物而言，影響胃腸道對其吸收的理化性質，主要是指藥物的製劑類型（劑型）。大量科學研究證明，同一藥物，同一劑量，如果劑型不同，或者即使劑型相同，而由於生產廠家不同，或甚至同一廠家生產但批號不同的藥劑，胃腸道對它吸收的速度與吸收的程度（即被吸收進入機體的藥量）是不同的。

用專業術語說，即是生物利用度不同。生物利用度是藥物的一個重要質量指標，它以藥物吸收速度和程度來衡量。服用生物利用度不合格的藥物製劑，藥物吸收入血液的速度和程度都會降低，因此達不到預期的藥效。生物利用度過分低下的藥物製劑，服用後甚至不產生任何治療作用。

藥物的製劑類型直接影響著藥物的治療效果，並且劑型不同也關係到藥物的時間動力及療效。例如，治療冠心病的常用藥物——異山梨醇——硝酸酯的速釋製劑，就有明顯動力及療效的晝夜周期節律性變化。它的血液濃度峰值及療效峰值在早晨服用較晚上服用明顯縮短，而這種藥物的緩釋製劑則未見上述的藥物動力及療效的晝夜周期節律性變化。

服用同一種藥物的一定劑型，影響其生物利用度的主要因素則是胃腸道功能狀態。口服藥物進入胃腸道，藥物主要在腸粘膜中吸收，這是因為腸道有絨毛，所以吸收面積大。胃腸道功能狀態包括胃腸的蠕動、酸鹹度、食物、胃排空情況、身體姿勢等因素，它們決定了藥物吸收的速度和程度。

然而，這些因素的狀態均具有明顯的晝夜周期節律性。如夜間胃對固體物質的排空時間延長，胃腸道血液灌流量也有晝多夜少的周期節律變化。因此，夜間藥物吸收速度明顯減慢。有研究表明，夜間口服藥物的生物利用度較白天降低約三〇%以上。現已證實大多數脂溶性藥物，在早晨服用較傍晚服用吸收迅速。所以說，選擇適當的服藥時間至關重要。

顯然，口服藥物胃腸道吸收，受著許多因素的影響，而服藥時間及方法在很大程度上決定著藥物最終治療效果。可以說，合理的服藥時間及方法，能使治療事半功倍。否則，非但達不到理想的治療效果，甚至加重藥物的毒副作用。至此，我們就不難理解醫務人員診病後再三叮囑口服藥物事宜的良苦用心。當然，也就不要忘記遵照醫囑服用藥物的重要性。

二、藥物性胃粘膜損害的防治

一次，一青年女患者訴說自己大便發黑已有六天。追問病史，方知她因患類風濕性關節炎，服用消炎痛已一個多月了。關節疼痛雖然明顯減輕了，但時常出現上腹部疼痛、腹脹、噁心、頭暈等症狀。檢查後，確診她有胃粘膜損害及胃出血。病因歸於藥源性損害。遂即給予相應治療，數日後，大便顏色轉為正常，其它症狀也隨之消失。

病人為什會發生胃出血呢?這就得從她服用的消炎痛說起。

消炎痛是臨床中常用一種具有較強解熱及消炎抗風濕作用的藥物。與消炎痛作用類似的藥物還有布洛芬、奈普生等。在醫學上，這些藥物統稱為非甾體抗炎藥物。這類藥物之所以能夠治療風濕性疾病，是因為前列腺素係引起風濕性疾病症狀的主要炎性介質，而非甾體抗炎藥物，則可以抑制人體內合成過多的前列腺素，致使關節疼痛等症狀減輕。然而，前列腺素還具有生理功能，其中之一就是能夠抑制胃酸分泌、刺激胃粘膜上皮細胞分泌胃粘膜保護因子，從而起到保護胃粘膜免遭胃酸侵害的作用。

在治療風濕性疾病時，服用消炎痛類藥物後，前列腺素的合成受到抑制，並削弱了對胃粘膜的保護作用，且胃酸分泌相對增加，長期服用這類藥物，勢必造成胃粘膜損害，從而出現一系列胃腸道症狀，嚴重者會發生出血，甚至危及生命。因此，要特別注意這種藥物的副作用。

那麽，採取怎麽樣的措施，才能更充分發揮效應呢？

最新的科學研究發現，消炎痛類藥物對胃腸粘膜的損害與胃酸的分泌周期節律有密切關係。胃酸分泌呈現晝夜周期節律性變化，早晨八～十二時胃酸分泌最低，午後至下午四時胃酸分泌逐漸增加，晚上八～十時胃酸分泌達高峰，此後胃酸分泌量逐漸減少，周而復始。由此可見，藥物對胃粘膜的損害作用也以晚間最重。針對這一事實，在晚間服用抑制胃酸分泌和保護胃粘膜的藥物，如雷尼替丁、法莫替丁、泰胃美、米索前列醇等，能夠有效地抵禦消炎痛藥物對胃粘膜的損害，從而起到保護胃粘膜的作用。

三、「泰胃美」治療消化性潰瘍的啟示

消化性潰瘍，主要指發生在胃和十二指腸的慢性潰瘍。它們是危害人們身體健康的兩種常見疾病。多數患者對其病因、症狀和治療方法並不感到陌生。儘管消化性潰瘍的發病機理相當複雜，但其病因概括的說，是胃酸及胃蛋白酶損害胃腸粘膜的結果。

很多人都知道胃及十二指腸潰瘍的最突出症狀是疼痛，它是由於潰瘍及其周圍組織炎性

病變對疼痛異常敏感，胃酸刺激潰瘍面，並使局部肌張力增高或痙攣的機理造成。這種疼痛的最基本特徵是節律性。

胃潰瘍的疼痛多在餐後半小時至二小時，位於上腹正中（劍突下）或偏左，至下一餐前已消失。十二指腸潰瘍位於上腹正中或稍偏右，多在餐後三～四小時出現，持續至下次進餐。進食後可減輕或完全緩解，所以稱為空腹痛，一般出現在午餐和晚餐前；疼痛也可於晚間睡前或半夜出現，稱夜間痛。

針對病因及症狀，採取的治療措施包括降低胃、十二指腸內的酸度，緩解疼痛，減少胃腸粘膜損害，促進潰瘍癒合等。

目前雖然臨床用於治療胃和十二指腸潰瘍的藥物種類很多。但最常用的藥物為（組胺）H_2受體拮抗劑。這類藥物的作用是抑制組胺與粘膜壁細胞膜上的H_2受體結合而導致壁細胞分泌胃酸，從而緩解病症，促進潰瘍癒合。H_2受體拮抗劑包括有經典的甲氰咪胍，有近年來相繼問世的雷尼替丁、法莫替丁、尼扎替丁等。最近應用於臨床的泰胃美，為這類藥物治療消化性潰瘍增添了新內容。

根據消化性潰瘍的病因和症狀的節律性，服用H_2受體拮抗劑的方法很有講究。以往像甲氰咪胍這類藥物，多是在一日三餐後均量服用，針對十二指腸潰瘍的夜間疼痛，晚上睡前加服一次。新藥泰胃美應用於臨床時，強調它的優點是「一天一次服用更方便、便合乎生理法則的治療理念」。

為什麼如此描述這種新型的H_2受體拮抗劑呢？

新近科學研究表明，胃酸分泌存在明顯的晝夜周期節律性，即在早晨八～十二時胃酸分泌最少，中午後分泌量逐漸增加，晚上八～十二時胃酸分泌達高峰，此後胃酸分泌量逐漸減少，周而復始。胃酸分泌的晝夜周期節律，要求抑制它分泌的藥物有相適應的節律性效應。

其實，胃酸有自己的生理功能，如消化食物，激活胃蛋白酶原、吸收必需的礦物質、殺死病菌等。

在白天胃酸扮演著一個活躍的生理角色，並已有五〇％被食物緩衝，因此，刺激潰瘍面的作用相對減少。如果再服用H_2受體拮抗劑過多地抑制胃酸，可能減弱胃酸的正常防禦功能。而超過六〇％的胃酸是在夜晚分泌的，這是十二指腸潰瘍形成的一個關鍵原因。

由此可見，H_2受體拮抗劑僅需在夜間單劑量應用，即可起到抑制胃內酸液濃度的作用。泰胃美之所以被用來治療消化性潰瘍，且頗受青睞，原因在於它僅需在晚上睡前一次服用，就有效抑制了夜間胃酸的分泌，而在白天起到重要保護功能的胃酸被保留，因此對胃腸正常生理功能的影響最小，如此用藥的效果方能達到合理的胃酸抑制目的。

泰胃美治療消化性潰瘍的功效給了我們一個啟示：抑制胃酸過度分泌，不容忽視其晝夜周期節律性和藥物的時辰行為。因此，只有選擇合理的用藥時間和方法，才能達到理想的治療效果。

目前，醫學專家一致認為H_2受體拮抗劑，應該在每天下午或傍晚胃酸分泌增多時一次服用，這樣有利於提高治療效果和患者對藥物的耐受性。並且夜間可以加用與H_2受體拮抗劑不同作用機理的藥物，協同治療消化性潰瘍。

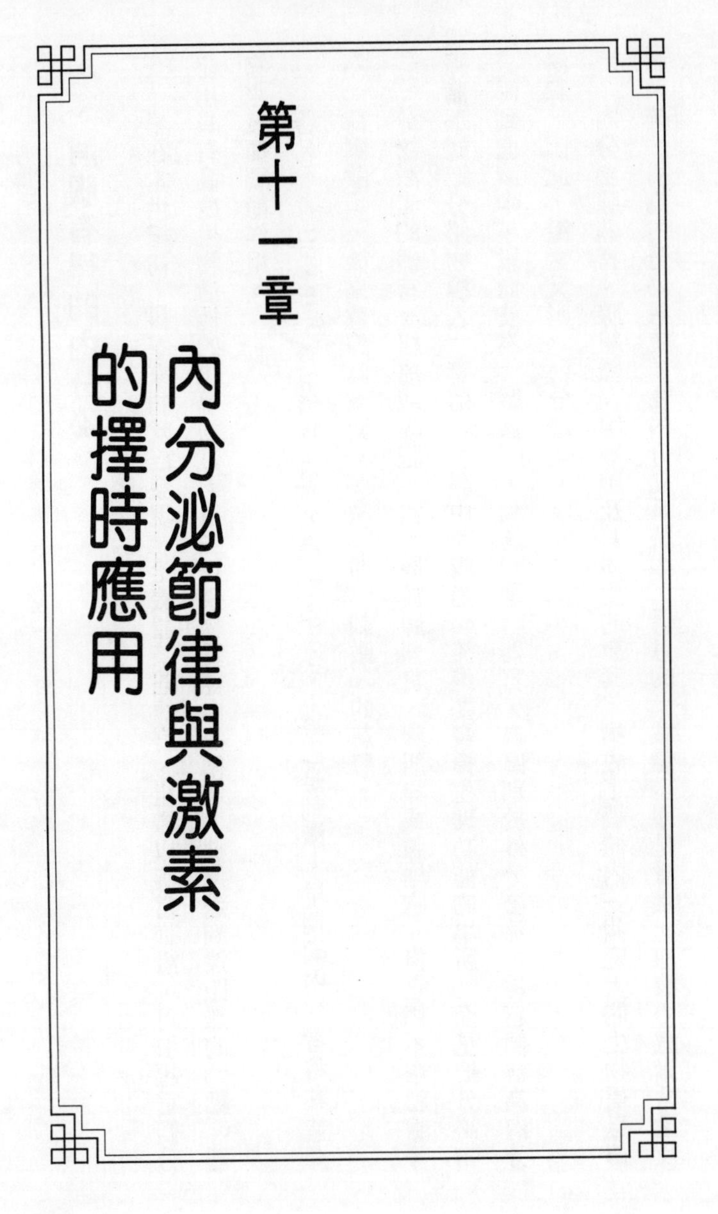

第十一章　內分泌節律與激素的擇時應用

一、消脹有律的內分泌

早在本世紀初，科學家們就已發現，給機體某些器官、組織以適當刺激，可引起它們分泌出具有高度生物活性的化學物質。這些化學物質經血液循環，被運送到遠距離的「靶」器官來發揮調節作用。

著名學者Starling將這種物質命名為hormone，意思是刺激。早期國內學者將其音譯為「荷爾蒙」，後來意譯為激素。「激」即「刺激」的意思。

分泌激素的器官、組織或細胞，當然屬於腺器官、腺組織或腺細胞。但它們不像腮腺等腺體那樣把分泌物排入「管道」，經由「管道」流進要發揮生理功能的場所。而是把分泌物分泌到血液中，以血液為「載體」，到達「靶」器官，為區別於外分泌腺，將它們稱為內分泌腺。因此，激素又叫「內分泌」。

內分泌腺器官、腺組織、腺細胞及其產生的激素，構成了機體內一個龐大的生物信息傳遞系統，稱為內分泌系統。在內分泌系統中，信息的「載體」即是激素。血液中激素含量及其變化規律直接反映了內分泌腺的功能狀態。

內分泌系統與神經系統緊密聯繫、相互作用、相互配合，共同把機體隨時調整到一個適度狀態。

神經系統的功能狀態具有周期節律性，如晝醒夜眠，同樣，內分泌系統的活動也消漲有律，呈現周期節律性變化。其周期長短可按日（晝夜節律）、月（月節律）和年（年節律）計。

促腎上腺皮質激素，英文縮寫ACTH。顧名思義，它是一種作用於腎上腺皮質、促進腎上腺皮質激素分泌的激素，它產生於腦垂體。人類血液中ACTH含量具有晝夜周期節律性變化。夜間入睡後ACTH分泌量逐漸減少，至午夜最低，之後漸漸增多，至次日早晨覺醒時達到高峰，白天維持在較低水平，入睡後進一步減少。

ACTH調節腎上腺皮質中糖皮質激素（如考的松等）的分泌，也有類似的晝夜周期節律，而腦垂體的ACTH分泌，又受下丘腦產生的一種稱為促腎上腺皮質激素釋放激素（英文縮寫為CRH）的調節。實驗證實CRH含量消漲與血液中的ACTH、糖皮質激素含量的周期節律性變化具有同步關係。

生長激素是一種調節人體生長發育的重要激素，它由腦垂體產生。廣為人知的巨人症，即是因腦垂體分泌生長激素過多所致。正常情況下，血液中生長激素的含量也有晝夜周期節律性。血液中生長激素含量，在夜間入睡後一・五小時內出現分泌高峰，明顯高於覺醒時，這往往與慢波睡眠時間相一致。

內分泌的月節律現象，在女性表現最為突出。女性從青春期初潮後至更年期絕經前，一月一次的陰道流血（月經周期）及伴隨的體溫等月節律性變化，即是由血中女性激素月節律性消漲所致。

一些動物在發情期，有明顯的季節性。如鴨、鵝等水禽只在春季交配，麋鹿卻在秋季交配，而狐狸僅在一月份交配等，即反映出性激素的分泌具有年節律性的特點。

熟悉內分泌的節律性特點，對於診治內分泌系統疾病有著十分重要的意義。例如，我國科學工作者，把測定正常人血漿中皮質醇含量的晝夜變化，作為反映腎上腺皮質功能晝夜節律周期的指標，並歸納出正常人的功能節律曲線。

如果患有柯興氏綜合徵（腎上腺皮質功能亢進）或阿狄森氏病（腎上腺皮質功能下降）時，正常的節律可以消失。因此，觀測病人腎上腺皮質功能的晝夜節律是否正常，是診斷柯興氏綜合徵或阿狄森氏病的依據之一。

在治療疾病時，更須注重選擇給藥時間，以求順應機體內分泌的功能節律。如阿狄森氏病，由於種種原因，患者腎上腺皮質功能受損，其分泌的內源性皮質醇量不足，需進行替代療法，即補充外源性皮質醇，如強的松、氫化考的松等藥物。

給藥方法應模擬「生理節律」，即於早晨七時投給全天劑量的三分之二或四分之三，其餘三分之一或四分之一劑量在晚上十時投給，如此可使得病人血液中皮質醇晝夜變化更接近於健康者。

有很多非內分泌性疾病的治療，也涉及應用激素的問題，如免疫性疾病像系統性紅斑狼瘡、重症肌無力、皮肌炎或多性肌炎等，需要長期應用糖皮質激素類藥物治療，為此，考慮機體固有內分泌功能的晝夜節律性，將每天激素用量於早晨七～八時一次服用，或者分次服用，但早晨給藥應占全天劑量的三分之二或四分之三，這種用藥方法將大大減少因用激素而帶來的副作用，從而提高治療效果。

二、褪黑激素及其藥用價值

褪黑激素也稱為抗黑變激素，或稱松果體腺素，是人腦松果體合成並分泌的主要激素。褪黑激素的產生，有很嚴格的時間性，即僅在夜間。一般規律是黃昏後開始產生，入夜後濃度迅速增加，並高達幾倍，午夜後逐漸減少，黎明前停止合成，白天血液中幾乎無它的存在。顯然，褪黑激素的晝夜周期節律性，與外界環境晝夜交替周期有密切的關係。另外，褪黑激素的產生量還與外界環境季節周期有關。冬季黑夜相對漫長，褪黑激素合成和分泌時間就長；相反，夏季黑夜相對縮短，褪黑激素合成和分泌時間較短。

激素均有各自的生理功效，褪黑激素更不例外。

對於兩棲類動物，這種激素可使其皮膚褪色、顏色變淺，故稱其為褪黑激素。現在科學研究證實，褪黑激素具有廣泛的生理功效。動物實驗發現，褪黑激素不但可以直接作用於子宮、卵巢，還可使其萎縮，延緩未成年動物的成熟，並抑制成年動物卵巢自發性排卵；同時還作用於腦垂體，使其重量減輕，內分泌活動減弱，從而間接使性器官功能活動減弱，因此它具有抗生殖的作用。

盲人之所以生育能力低下，可能與盲人長期生活在「黑夜」之中，褪黑激素分泌過多有關。芬蘭等斯堪的納維亞國家的女性，在冬天懷孕的機率很低，據分析可能與該地區冬季黑夜漫長，褪黑激素分泌量多有關。

褪黑激素還可作用於人腦中丘腦下部視上核，從而影響生物鐘「運轉」的周期節律。當人們所處環境的晝夜周期發生改變時，如跨時間區帶的時差，人體內許多生理功能的周期節律發生紊亂，機體需由生物鐘進行重新調整，以適應新的外界環境周期性變化，使之同步化。這其中的調節機制就與褪黑激素分泌的周期節律性有關。

褪黑激素分泌的晝夜和季節變化，對人體諸多生理功能周期節律的形成起重要作用。目前，科學家們已開始利用這一關係。擇時給予人體外源性褪黑激素，用於治療幾種節律障礙性疾病或者配合其它藥物治療其它疾病。

口服褪黑激素○·五mg，可能改變晝夜周期節律時相。如果在早晨服用，可使晝夜節律時相延遲；下午或傍晚服用，則可以提前。抑鬱症患者晝夜節律時相提前，表現為早醒性失眠。因此，可給該類患者早晨服用褪黑激素，以緩解他們的早醒症狀，入睡困難的患者，多係晝夜周期節律時相延遲所致，因此，可在下午或傍晚服用褪黑激素，以改善睡眠狀態。

褪黑激素對緩解時差效應有特效。研究發現，應用五 mg 褪黑激素後，飛機向東跨越八個或八個以上時區飛行，所引起的時差效應，比向西跨越少於八個時區飛行，所引起的時差效應好。

應用褪黑激素，可以使輪班工作者適應夜間的工作。如果白天要補償睡眠，則可服用褪黑激素，既可以促進白天睡眠，又可以提高夜間工作的機警性。

新進科學家研究發現，應用外源性褪黑激素可以改變其它藥物作用的時間行為及效應強度。例如，褪黑激素對白細胞介素—2藥理作用的影響。白細胞介素—2是白細胞分泌的一種免疫因子，它已被應用於腫瘤的免疫治療之中。但動物實驗表明，白細胞介素—2對腫瘤的治療作用具有周期節律性差異。在光照開始後十八小時，單用白細胞介素—2可刺激腫瘤生長；而在光照射開始十小時單用白細胞介素—2，才能抑制腫瘤的生長。然而，如果於相應時間同時應用褪黑激素，則可以大大削弱白細胞介素—2對腫瘤的刺激生長作用，同時也可增強白細胞介素—2對腫瘤的抑制作用。

褪黑激素的藥用價值還在不斷地被人們控制，鑒於它的生理及生化性質，可以說褪黑激素是一種頗具前途的藥物。

三、胰島素治療糖尿病的擇時學問

第二次世界大戰後，隨著科技和社會經濟的發展，人們的生活方式、飲食結構發生了巨大的變化。糖尿病逐漸成為危害人類健康的常見疾病之一。某些西方發達國家糖尿病的發病率高達二～三%以上。糖尿病的基本病理生理改變，是胰島素分泌相對或絕對不足而導致糖、脂肪、蛋白質等代謝紊亂，最終造成各種繼發病變危害生命。治療糖尿病的主要手段就是注射胰島素。

1、機體內源性胰島素分泌具有周期節律

內源性胰島素，是由胰腺胰島組織中B細胞分泌的。血液中胰島素水平，一般是上午高於下午，其中以早晨七~八時水平最高；空腹比餐後水平低，餐後隨血糖水平升高而呈現胰島素分泌高峰。

目前通用的胰島素注射療法，特別是對胰島功能喪失的胰島素依賴型（又稱I型）糖尿病，就充分考慮了胰島素發揮效能的時間和正常胰島素內源分泌的晝夜周期節律，以保證飲食熱量的利用，並且與升血糖激素（胰高血糖素、糖皮質激素、生長激素、腎上腺素）之間達到協調和平衡。

2、胰島素治療的劑型選擇及時間安排

臨床實踐中常有病人訴說自己應用胰島素治療的效果不盡人意，尤以血糖水平高，波動幅度大的病人，更為突出。其原因之一，就是胰島素注射方法不符合人體生理周期節律。

有一中年婦女，患糖尿病數年，應用胰島素注射治療一年，近來因測查午餐前尿糖有增加，故自我調整胰島素用量，將中午劑量大大提高，結果不但沒能使中午前尿糖減少，反而

導致傍晚時出現多汗、噁心、心悸等低血糖症狀。

發生此症狀的原因，一是不熟悉注射用胰島素發揮生物效能的時間範圍；二是中午過大劑量注射胰島素不符合生理需要量。

胰島素常規皮下注射，在臨床糖尿病的治療中被廣泛應用。一般是早餐前注射劑量最大，並且宜應用速效胰島素，其依據之一，就是用以拮抗血液中促腎上腺皮質激素、皮質醇的清晨內源性分泌高峰；又因為夜間升高血糖的糖皮質激素（主要是皮質醇）、腎上腺素水平偏低，加上沒有進餐、興奮情緒等升高血糖的誘發因素，所以睡前胰島素用量不宜過大，亦可適量選用中長效胰島素治療。

從時間生物學角度講，白天血液中血糖激素總體水平高，變化幅度大，同時還有進餐、勞累、情緒波動、用藥等諸多因素，致使血糖容易上下起伏，因此較適合應用速效胰島素；夜間除生長激素自發分泌潮及意外發生的 Somogyi 效應（一種低血糖後反應性高血糖現象）等個別因素外，無明顯刺激血糖波動因素，所以較適合應用長效或中效胰島素。

當然，在實際臨床中情況要複雜得多，以長效、短效兩種胰島素配用和單純短效胰島素用法為最多，部份病人如果無法堅持每日多次注射，給予白晝間一次長效胰島素注射，亦能維持較強的降血糖能力。總之，無論療法如何修正，各種用藥方法都是在可行範圍內，盡量符合病人內源胰島素分泌的生理周期節律。

以下列舉幾種Ｉ型糖尿病胰島素皮下注射治療方案（圖16、17、18）。

在此介紹一種最近而且符合人體生理周期節律的胰島素療法，這就是人工胰島素泵和持續性皮下胰島素輸注法（ＣＳＩＩ）。

人工胰島素泵有開環式和閉環式兩種類型。閉環式胰島素泵用來固定胰島素輸入劑量，攜帶方便；而開環式胰島素泵則可以根據不同時間隨機血糖測量值，自動調整胰島素輸入劑量和速度，雖然儀器複雜，但劑量準確。人工泵和皮下持續胰島素輸入法，都是最大限度的模擬每日胰島素內源分泌的生理周期節律，臨床治療效果良好，且頗具前途。隨著我國社會的經濟發展，它必將被推廣和普及。

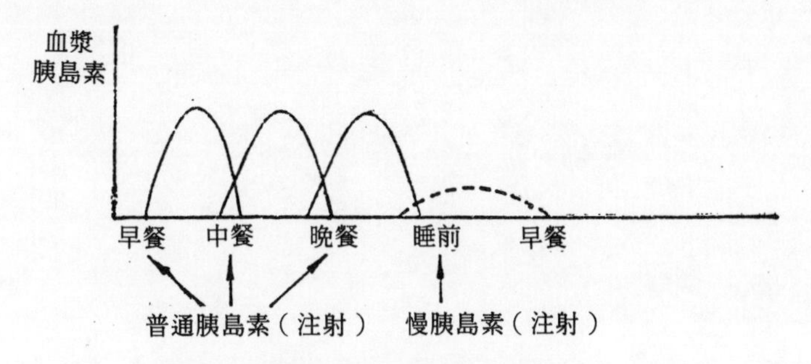

圖16 胰島素治療糖尿病方案之一

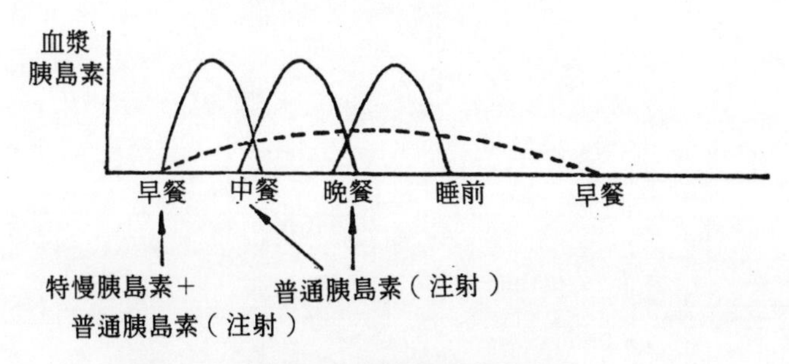

圖17 胰島素治療糖尿病方案之二

特慢胰島素＋ 普通胰島素（注射）
普通胰島素（注射）

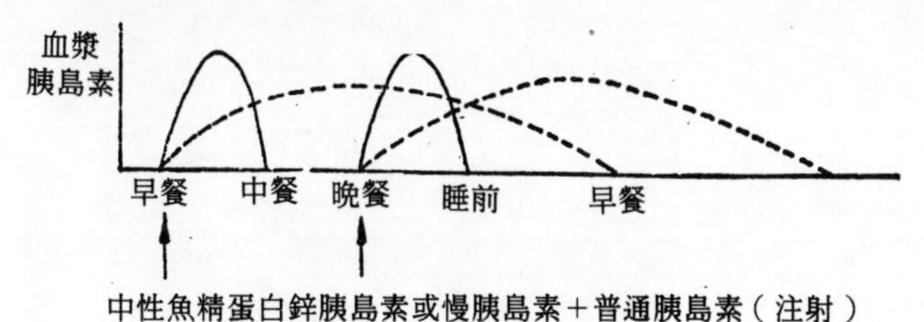

中性魚精蛋白鋅胰島素或慢胰島素＋普通胰島素（注射）

圖18 胰島素治療糖尿病方案之三

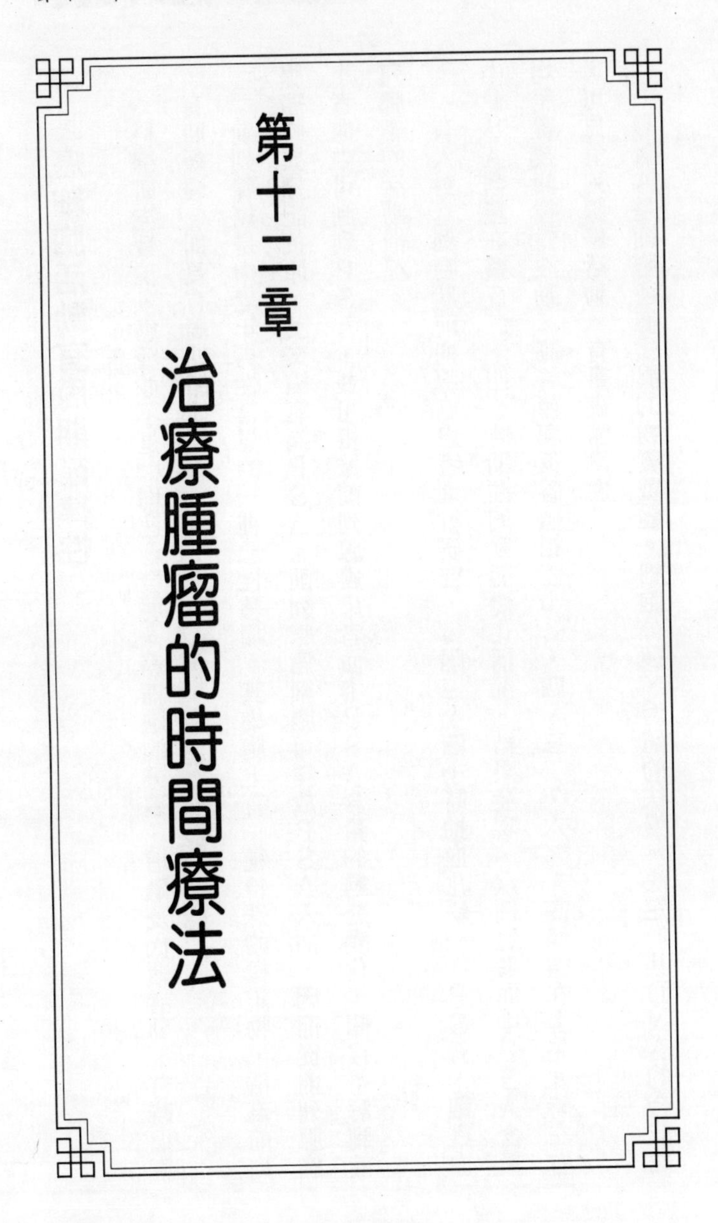

第十二章 治療腫瘤的時間療法

一、癌細胞活動有周期節律性

科學研究發現，癌腫並不是「均速」發展。癌細胞的分裂、增殖及代謝活動，有時猖獗，有時緩慢，即具有周期節律性。

前列腺癌是中老年男性常見的一種惡性腫瘤。其細胞上有一種特殊的標記物，稱為前列腺癌特異標記抗原，英文縮寫為PSA。前列腺癌細胞可釋放PSA入血，因而從前列腺癌患者血中可測到PSA，並可根據前列腺癌患者血中PSA含量的動態變化，間接了解到前列腺癌的活動情況。

有人對八例晚期前列腺癌患者進行研究，每隔三～四小時抽血化驗一次PSA，觀察血中PSA含量在晝夜二十四小時期間的動態變化情況。結果發現，八例患者血中PSA含量均呈晝夜節律性波動，高峰值與低谷值相差十一．四～三三．六%，高峰值在上午九時左右，可見前列腺癌活動具有晝夜節律性。

DNA是細胞遺傳變異的物質載體。細胞分裂、增殖的快慢，決定於其DNA的合成速

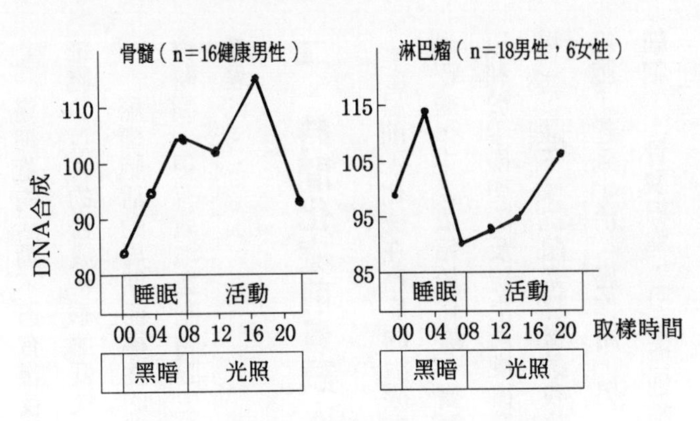

圖19　健康人與癌瘤患者DNA合成節律

度。DNA合成快、周期短，則細胞分裂增殖快，反之，則慢，甚至呈「靜息狀態」。癌腫生長快慢，惡性程度如何，主要決定癌細胞合成DNA的情況。

淋巴瘤是一種常見的血液系統的惡性腫瘤。臨床上分為二型：何杰金氏病性淋巴瘤和非何杰金氏淋巴瘤。有人對二十六例非何杰金氏病性淋巴瘤患者進行研究，發現非何杰金氏病性淋巴瘤細胞DNA的合成，在晝夜二十四小時內具有依時性，即夜間較白天合成速度快，人體骨髓是血細胞、淋巴細胞的「發源」地，健康人骨髓細胞的DNA的合成也具有晝夜節律性。

何杰金氏病性淋巴瘤細胞DNA合成節律與健康人骨髓細胞DNA合成節律情況相比，有著明顯不同，後者高峰時間是在白天（圖19）。

癌細胞的活動不但有晝夜節律性，而且還有季節性節律，如非何杰金氏病性淋巴瘤，瘤細胞DNA的合成冬季速度快，春秋季則相對慢。

癌細胞活動周期節律性的存在，使因時治療癌症更趨合理、可行。並且也為選擇最佳用藥時間，更有效地扼制癌腫生長，提供了依據。因此，認識癌細胞活動的周期節律性是頗有意義的。

二、時間化療前景誘人

目前，化療在癌症的治療中，地位舉足輕重，一些非實體性（非塊性）癌，如白血病、淋巴瘤，主要依賴於化療；實體性（塊性）癌，如骨癌、肺癌，手術前後往往也需要化療，以利於手術切除及防止術後復發等。但化療所用的武器——細胞毒性化學藥物（簡稱化療藥物），並不像抗菌素那樣敵我分明，攻殺病菌。而是進入人體後，敵我不分，一方面攻殺癌細胞，起到「治」癌作用，另一方面對人體正常細胞也毫不留情地捕殺，如殺傷血細胞的祖細胞——骨髓細胞，引起白細胞計數下降，使人體容易招致感染；引起血小板計數下降，致全身各處隨時有出血的危險；紅細胞計數下降致貧血；殺傷胃腸細胞，致藥物性胃腸炎。這些對於體弱的癌症患者來說，無疑是雪上加霜。

化療「毒死」的情況也並不罕見。因此，如何減少化療藥物的毒副作用，增強人體對化療藥物的耐受性，同時又不致降低化療藥物對癌細胞的殺傷作用，甚至增強其抗癌作用，一直是科學家探索的重大課題。

科學家通過大量動物試驗發現，阿糖胞苷、環磷酰胺、鉑製劑、5—氟尿嘧啶等至少二十種化療藥物的毒副作用及治癌作用，具有晝夜節律性，且二者的晝夜節律還可「分離」。這就提示如果對此加以利用，可以提高治癌效果，減少毒副作用。於是，科學家們將這些研究成果謹慎地用於臨床實踐，結果發現化療藥物對人體的毒副作用及治療效果也存在晝夜節律性。

如在對十四例晚期腎癌患者的研究中發現，5—氟尿嘧啶對人體毒性於凌晨三～四時最小，晚上九～十時最大。又有人對三十八例轉移性肝癌患者進行研究發現，癌的原發部位均在結腸、直腸。所以採用5—氟脫氧尿苷（英文縮寫ＦＵＤＲ），和5—氟尿嘧啶（英文縮寫5—Fu）進行化療。

FUDR經肝動脈給藥，5—Fu經靜脈滴注給藥。日藥量：FUDR是每平方米體表面積一〇〇mg，5—Fu是每平方米體表面積一二〇〇ug，連續用藥五天後，休息二十一天為一個療程，然後開始下一個療程。

為說明用藥時間對FUDR和5—Fu的毒副作用及治療效果的影響。將三十八例病人分為兩組：A組二十例，用藥時一日中連續勻速注射藥物；B組十八例，在晝夜二十四小時內注射藥物速度不同，5—Fu在凌晨四時加快注藥速度，5—FUDR在下午四時加快注射速度。結果發現B組病人共耐受二一四個療程，A組儘管比B組多二例病人，但僅耐受一六一個療程。B組病人中急性藥物性胃炎、脫髮、中性粒細胞減少症出現率明顯少於A組，B組病人總存活時間也明顯長於A組。

國外還有一項對二十六例晚期癌症患者的研究。其中原發癌位於結腸者十七例，位於直腸者九例，轉移部位一處者十七例，兩個或多個轉移部位者九例，其中有肝轉移者二十例，均經CT和超聲檢查證實。

這些病例先是用5－Fu和氧鉑（1－OHP）聯合按一般方法進行化療，效果不好，即利用時間化療。5－Fu集中於凌晨四時用藥，1－OHP集中於下午四時左右用藥。結果無一例因藥物毒性死亡。CT檢查證實，瘤體減少超過五〇％者有十四例，占五四％，平均存活時間為十三個月，遠遠超過預期的臨床效果。

通過以上臨床研究可以看出，「時間」確實是癌症化療中的一個重要因素，因此化療需要精心選擇「時間」。

三、白細胞介素－2治療癌症應注重擇時

正常人體細胞發生突變成為癌細胞，並不斷分裂增殖，形成癌腫，而且，癌細胞還可擴散到原發病灶以外的部位，形成癌轉移灶。人體之所以不能把自體內的這些「叛異分子」及時清除，限制其發展，原因之一即是人體免疫系統對細胞的監督功能下降。因此，科學家一直懷有濃厚的興趣探討治療癌症的免疫療法。

白細胞介素－2，是體內白細胞產生的一種具有高度免疫活性重要的物質，現已採用基

因工程技術人工生產。這種白細胞介素—2人工製品，稱為重組人白細胞介素—2，已被廣泛用於癌症治療，臨床證明確有治癌效應，但用量要大，需超過生理量的幾倍至幾十倍。

即使在此情況下，也並不是對所有病例都有效，有效者僅占十分之一，而且白細胞介素—2，除具有增強人體免疫功能、發揮抗癌作用外，對人體還具有毒副作用。如損傷周身血管，使血管通透性增加、血液外漏，引起所謂血管滲漏綜合徵。

腦血管滲漏致腦水腫，患者可出現昏迷、抽風；腎血管滲漏，可致腎功能衰竭，以至尿毒症；肺血管滲漏，可引起肺水腫，患者則出現呼吸困難……血管滲漏綜合徵嚴重時可致死。白細胞介素—2對人體的毒副作用與劑量成正比，劑量減少，可減輕其毒副作用，但會使其抗癌效應降低。

最近國外科學家研究發現，白細胞介素—2治療癌症之所以對有些患者有效，有些無效，與施用白細胞介素—2的時間有關。有人研究白細胞介素—2對鼠的抗癌效應；將癌細胞接種於鼠體內，待癌細胞在鼠體內生長形成癌腫後，施用白細胞介素—2。鼠「生活」環境晝夜二十四小時明～暗周期12：12。

觀察於光照開始後二小時、六小時、十小時、十四小時、十八小時和二十二小時，分別施用白細胞介素—2，對癌腫生長速度的不同影響。發現恰於光照結束，鼠開始黑暗活動前，注射白細胞介素—2瘤腫生長速度下降達三倍，而於黑暗中期鼠活動時，注射白細胞介素—2，癌腫生長速度不但不減，反而增強。

白細胞介素—2對機體的毒副作用也具有依時性。科學實驗發現，如果在光照開始後三小時（明——暗時間比例為12：12），鼠休息時注射一定量的白細胞介素—2，可殺死所有的小鼠。而在小鼠進入黑暗期後七小時或十一小時，鼠處於活動狀態時注射同樣劑量的白細胞介素—2，鼠存活率達五〇%。由此可見，不同時間注射白細胞介素—2對機體的毒副作用程度不同。

總之，選用白細胞介素—2治療癌症，應該注重用藥時間選擇。目前我們極需加強這方面的臨床研究，以便更好地指導臨床治療癌症。

四、謹防化療藥物毒害骨髓

採用化療藥物治療癌症時，化療藥物在殺傷患者體內癌細胞的同時，對正常細胞也有殺傷作用，因而引起一系列毒副反應，其中最嚴重的是對骨髓的毒副作用。骨髓是血細胞的「發源地」，受化療藥物毒害後，出現血細胞生成障礙。紅細胞減少，導致貧血；白細胞減少，血中白細胞計數下降，尤以嗜中性粒細胞下降明顯，出現血粒細胞減少症，易於發生致命性感染等。因此，如何保護骨髓功能，是癌症患者化療中的重要問題之一。

隨著科學的發展，醫學家們發現骨髓在生產加工血細胞時，需要一些細胞「生長因子」的調節。如紅細胞的發育成熟，需要促紅細胞生成素的參與。促紅細胞生成素產生於腎臟，經血流到骨髓，作用於成熟紅細胞的前身細胞——幼稚紅細胞，促進其分裂、增殖及內部部件的加工，變成網織紅細胞及成熟紅細胞，並促進後兩者釋放入血，從而發揮生血效應。單核細胞、巨噬細胞可合成白細胞集落刺激因子。白細胞集落刺激因子也是一種細胞「生成因子」，作用於骨髓中嗜中性粒細胞的前身細胞——幼稚粒細胞，使之變為成熟的嗜中性粒細胞，進入血循環而發揮防禦作用。

目前，科學家們採用生物基因工程技術，已可人工生產促紅細胞生成素和白細胞集落刺激因子，分別稱為重組紅細胞生成素和重組白細胞集落因子，並應用於臨床。實踐證明，應用促紅細胞生成素治療貧血症，療效良好。同時亦發現，促紅細胞生成素和白細胞集落刺激因子的「生血」作用，具有晝夜周期節律性。在晝夜二十四小時內，因施用時間不同，「生血」作用有顯著差異。

當促紅細胞生成素和白細胞集落刺激因子應用於癌症患者時，情況更為複雜。因為促紅細胞生成素和白細胞集落刺激因子，並不僅僅作用於骨髓，還可作用於癌細胞，促進癌腫生長。應用得當，可因其增強抵抗作用，而間接發揮抗癌效應，否則將適得其反。

有科學家利用C_3HeB／FeJ型鼠進行有關研究。將癌細胞接種於鼠體內，造成鼠癌症動物模型。鼠「生活」環境中晝夜二十四小時內光照——黑暗時間比為12：12。於光照開始後，不同時間注射促紅細胞生成素或白細胞集落刺激因子，觀察其「生血」及對癌腫作用的依時效應。

圖20所示是有關促紅細胞生成的研究資料。

由圖20可以看出，於光照開始後十八小時（小鼠處於黑暗活動中期）注射促紅細胞生成

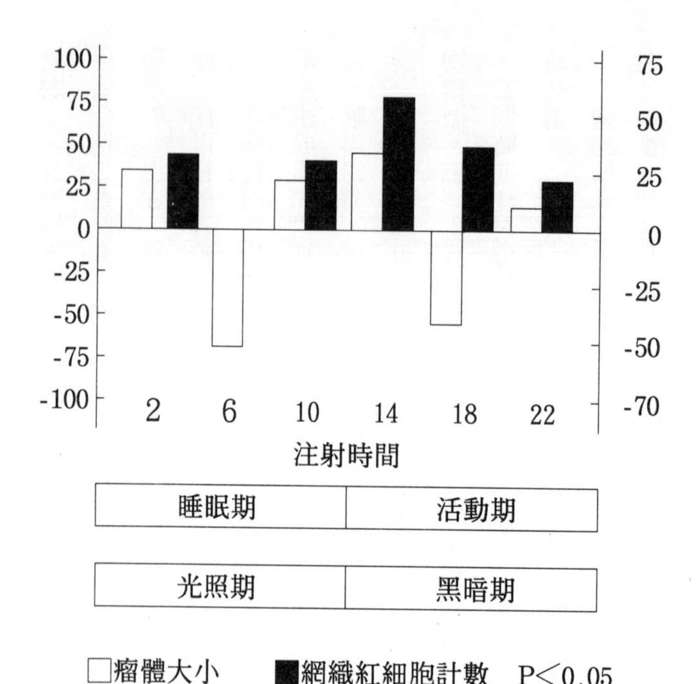

圖20　光照與注射促紅細胞生成素的研究

素時，促紅細胞生成素具有較強的生血作用，並且有明顯抗癌效應，而在其它時間注射促紅細胞生成素，它在「生血」的同時，又有程度不等的促進癌腫生長作用。

圖21所示是有關白細胞集落刺激因子的研究資料。

由圖21可以看出，如於黑暗時期，小鼠處於活動狀態時，注射白細胞集落刺激因子，除有血白細胞計數明顯升高作用外，還有抗癌效應，這種抗

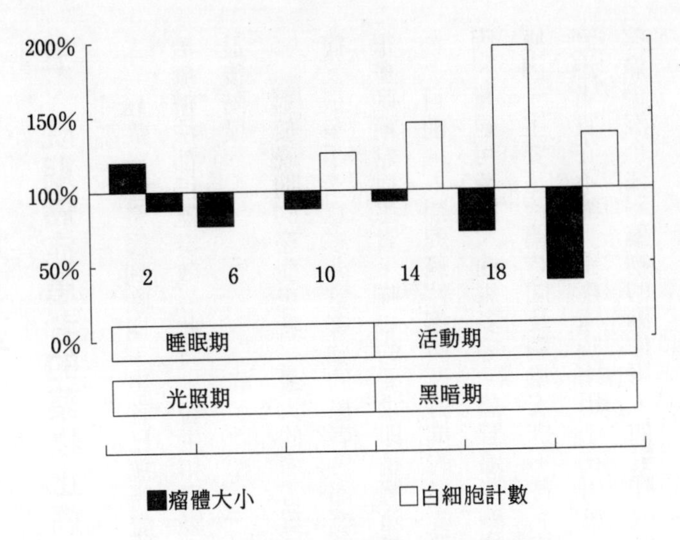

圖21　光照與注射白細胞集落刺激因子的研究

癌效應與血白細胞計數升高和機體抵抗力增強有關。在光照時期，小鼠處於休息狀態時，注射白細胞集落刺激因子，生血作用不明顯，而且還有促進癌腫生長作用。

綜上所述，將促紅細胞生成素和白細胞集落刺激因子應用於癌症患者，對抗化療藥物的骨髓抑制作用時，不失為一種有效的治療方法。但應該注意其「生血」及對癌腫作用的依時效應。

在這方面，醫務人員應該加強應用研究。明確其藥效時間規律，恰當選擇應用時間，才能達到理想的治療效果，切不可盲目濫用。

五、晚期癌症患者的藥物止痛

癌症一旦發展到晚期，患者已被癌魔折磨得瘦弱不堪，癌細胞已擴散到身體各處，各種治療辦法都很難奏效。此時，醫生和家屬的責任是如何使患者無痛苦地、自尊地度過生命的最後階段。

對於晚期的癌症患者，最大的痛苦莫過於因癌細胞浸潤、壓迫等引起的疼痛，即癌性疼痛。很多平素意志非常堅強的患者，都經受不住癌性疼痛的折磨，呻吟、哭叫，乃至自殺。很多晚期癌症患者，唯一的要求即是解除或減輕疼痛。

目前，人類與癌性疼痛做對抗的主要武器，仍是痲醉性鎮痛藥，如嗎啡、杜冷丁、可待因、雙氫可待因、曲馬多等。儘管這些藥物都有很強的鎮痛作用，但臨床效果並不理想。其原因，主要是給藥時間及劑量安排不當。往往因顧及「成癮」或藥源不足等原因，而總是等到患者實在不能耐受疼痛時才用；在用量方面，常常是盲目的，一針不行，兩針……結果是疼痛仍沒止住。藥物的副作用，如對呼吸的抑制、噁心、嘔吐、低血壓等已顯露出來。因此，現在主張合理安排用藥時間及用量，儘可能在疼痛發生前給藥，阻止疼痛出現。要想達到此目的，就必須考慮以下因素，正確應用各種麻醉性鎮痛藥。

1、人的痛覺存在晝夜節律性變化。

同樣強度的痛刺激，可因晝夜時間不同，所引起的痛覺也不同。一般夜間痛覺較白天敏感，凌晨時刻尤為突出。在白天，痛覺以接近中午和黃昏時刻最敏感。醫生、家屬可據此推斷癌性疼痛發生、加重的時間，提前用藥，加大藥量。這樣實際上可大大減少用藥量，減少不必要的藥物副作用，從而取得令人滿意的止痛效果。

2、麻醉性鎮痛藥的吸收、分布、代謝及排出過程存在晝夜節律性變化。

同樣藥量，因用藥晝夜時間不同，血液中藥物含量變化規律亦可不同。可待因是臨床上用於控制中度癌性疼痛的常用藥物，進入人體後，代謝成嗎啡，可待因和嗎啡共同作用於神經系統產生鎮痛作用。有人研究口服可待因後，血中藥物濃度變化的時間規律，服藥方法為早、晚各服可待因一〇mg，連服數天，待血液中藥物濃度變化規律後，於早、晚測定血中可待因、嗎啡含量，計算出嗎啡與可待因含量比率。結果發現晚上血液中可待因含量明顯低於早晨，嗎啡與可待因比率卻明顯高於早晨。

說明血液中可待因含量從晚上到次日早晨逐漸上升，從早晨到當日晚上逐漸下降，而嗎啡、可待因含量比率，從早晨到晚上逐漸上升，從晚上到次日早晨逐漸下降。由此提示不同時間服用可待因，胃腸道對可待因的吸收及代謝也不同。

雙氫可待因是可待因的衍生化合物，其鎮痛作用比可待因強。晚上服用雙氫可待因六小時後，血液中雙氫可待因含量，明顯高於早晨服用。晚上服藥，比早晨服用同樣藥量，有效血濃度持續時間長，因而鎮痛作用時間亦長。

3、麻醉性鎮痛藥進入人體後，是通過作用於神經細胞上的嗎啡受體而發揮作用的。

這些受體對藥物的敏感性也同樣存在晝夜節律性變化。曲馬多常用於癌性疼痛的止痛。早晨服用曲馬多與晚上服用相比，血液中藥物濃度變化規律相似，但晚上服用時止痛效果好。

因此，在目前情況下，應用麻醉性鎮痛藥控制癌性疼痛時，如能充分考慮人體痛覺的晝夜節律性變化、各種鎮痛藥時間藥物動力學及藥效學特點，將會大大提高臨床治療效果。

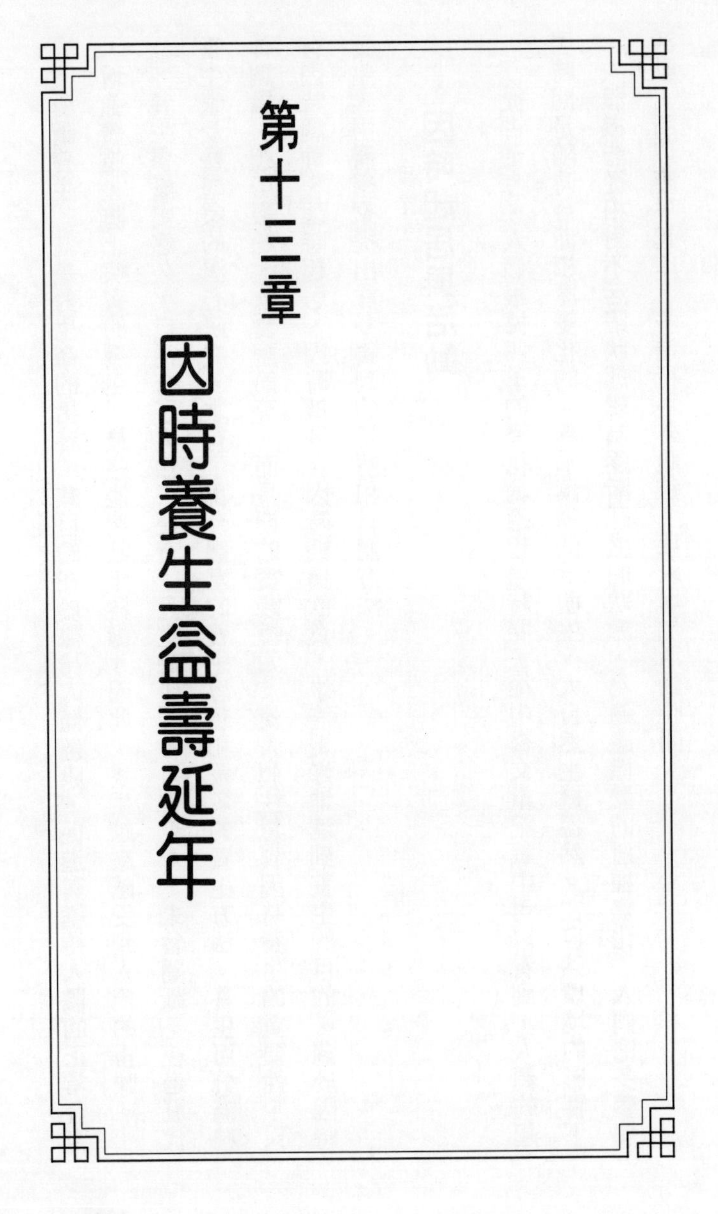

第十三章 因時養生益壽延年

所謂養生，就是對生命的攝養，其目的在於保持人體健康，促進與維持人體的正常發育，增強體魄，防止疾病的發生，最終能夠延年益壽。因此，養生越來越受到人們的青睞。

養生學歷史悠久，自從有了人類，便有了養生的研究，自古至今，未曾間斷。經過歷代養生家及醫學家的潛心研究，才有了現今豐富的養生思想和衆多的養生方法。養生可分為精神調攝、起居鍛鍊、飲食調節等。而長期的實踐摸索，使人們注意到因時養生的重要性，只有因時調神、因時起居、因時鍛鍊、因時調攝飲食，才能更好地達到養生的目的。關於因時養生，中醫學家提出許多獨到的見解和具體方法。

一、因時起居與活動

從古至今，人們根據四季的變化調適起居時間，從中醫文獻記載中可以看到，人們的起居時間是隨時令而相應變化的。春季萬物開始萌生，大自然生機盎然。在自然環境的影響下，人體機能從相對不活躍狀態變為逐漸旺盛的狀態，為適應機體的這種變化，人們應多參加活動，所以應早起床，多進行戶外鍛鍊，以求增加活動時間。

夏季草木繁衍秀美，萬物生長茂盛，人們也應早起晚睡，以適應夏季萬物生養茂盛的景況，並促使機體腠理宣通而疏泄。

秋季是萬物結果成熟的季節，暑濕已去，人們應早起早睡。早起時間應與雞叫撲翅時間差不多，起床後應活動腰身、扭動頸脖、甩手等運動。

冬季萬物生機潛伏閉藏，天氣嚴寒，水冰地坼，機體陽氣內歛，為了不擾動人體陽氣，防止嚴寒的傷害，人們應早睡晚起，起床時間以日出時最好，以借助自然界陽氣開旺之時，保護機體內歛之陽氣。

中醫學家還提醒我們，早起時間在四季中不要恆定不變，應當因季節而有相應變動。例如嚴寒的冬季，一些老年人如仍像春夏一樣早早起床到公園鍛鍊，不僅無益於健康，還可因悖於「虛邪賊風，避之有時」的中醫旨意，感受風寒外邪而罹患疾病。此外，四季鍛鍊方式也有不同，春天適宜寬衣披髮多散步，秋天則應伸肢扭腰多活動。

總之，這種人體與四季相適應的起居方法，是完善和增強機體調節適應能力，提高抵抗力、免疫力的保健方法。

二、因時調神

精神對人體的健康影響很大，精神沮喪、抑鬱不舒，可以導致人體機體紊亂，百病叢生。民間及中醫學者常說「百病皆由氣生」。這裡說的「氣」，並不是人們日常所指的「怒氣」，而是主宰人體陰陽平衡，維持正常生理狀態的重要物質，它的活動即受精神情志的影響。眾所周知，人有喜、怒、哀、樂、悲、恐、驚（七情）的情緒改變，環境有春、夏、秋、冬四季交替。四季時令的變更，人們需要有相適應的情緒變化。過度的情緒變化都會傷害人體健康。例如，一年四季的「喜」，並非肯定有利於機體，過喜反而有傷心神，危害健康。因此要求人們調暢氣的運行機制，以達到調攝精神情緒的目的。

中醫經典論著《內經》中總結了情緒活動變化和適時調養的經驗，該書指出：在春天，人的情緒宜舒暢活潑，以應春天生發之氣，裨益機體生養之機；夏天要使心中沒有邪怒，以防夏天疏泄太過，有礙機體生養；秋天精神內守不急不躁，不使意志外馳，以應秋天收養之氣；冬季應使意志如伏似藏，似有私意及有所得，亦即略有所思而無礙。由上述可知，人們應該按照春、夏、秋、冬四季陽氣的變化，順從生長收藏的規律，進行調攝精神，使精神活動與季節環境的變化得到協調統一，才能達到形與神俱，以終天年的目的。

三、因時調攝飲食

飲食與人體健康和年壽有密切的關係。適時適量的飲食可以使人體發育正常，體魄壯健。否則可能導致機體營養失衡，生理功能紊亂，甚至引發疾病。同時調攝飲食可根據四季和年齡變化調食。

自然環境中四季的交替變更，直接影響人體的功能狀態，為使機體適應不同季節的機能變化與需要，應相應地調整飲食。中醫學者認為，食物調攝要依據季節對機體的影響：春天「肝氣旺盛，故應養生護脾胃」。所以春天不宜進食補藥，飲酒不可過多，米麵團餅也應少食，食味宜減酸等；夏季「夏氣熱，宜食菽以寒之」。故飲食要注意清淡，多進瓜果蔬菜為好，切忌肥甘厚膩之食；秋天「秋氣燥，宜食麻以潤其燥，禁寒飲」。所以宜用芝麻類具有潤燥作用的食物，如蜂蜜、甘草、柑橘、乳品及蔬菜等濡潤之物。秋季雖並不像冬季那樣寒冷，但氣候已由熱轉涼，此時若進生冷食物，尤其是老年人脾胃虛弱，可致泄瀉，所以必須禁用寒飲。有的中醫大夫主張在秋天應服用生地粥、銀耳冰糖粥、百合粥等以滋陰養津潤燥；冬天「冬氣寒，宜食黍，以熱性治其寒」。民俗多喜歡在冬天進食狗肉、雞肉等性溫有滋補強壯作用的食物。

養生若能在四季按照上述要求，因時起居、活動與飲食，則可收到較好效果。否則可能導致機體生理平衡失調，最終容易引發疾病。

養生還應注意隨晝夜陰陽交替，採取不同的方法。中醫《內經》中講「日中而陽氣隆，曬而陽氣虛。故早飯可飽，午後宜少食，至晚更必空虛。」古代中醫學家孫思邈曰：「一日之忌者，暮無飽食」，「飽食即臥，乃生百病」。民間有俗語「夜飯減一口，活到九十九」。經過歷代研究探討總結，後人明確提出「早上吃飽、中午吃好、晚上吃少」。現代醫學已發現消化系統，體內各種酶類的活性均有晝夜周期節律。動物大鼠實驗已提示，在晚間進食高脂肪飲食後即刻睡覺，血液中的脂肪含量急劇升高，而早、中餐則無此現象。對自願受試者的試驗也表明，每日均只用一餐，早上進食者體重有下降趨勢，晚間進食者體重卻有增加趨勢。由此證明了早、中、晚三餐進食不應千篇一律，同質同量，而應根據機體要求適當調整。如老年肥胖者，為防治動脈硬化、血脂升高及減肥，應注意節制晚餐，包括食量和食物品種。而體質虛弱消瘦、欲以補之的病人，則可在晚間增加飲食，增食營養豐富的食物，有可能收到預期的效果。

四、因時練功

氣功，已成為人們日益喜歡的自我保健方法。鍛鍊有素，並達到一定境界的人，還可運用氣功釋放外氣治療他人疾病。有關氣功的傳奇越來越多，氣功鍛鍊對人體的影響，氣功放氣治療疾病的機理也越來越多地得到揭示，氣功鍛鍊的內容不斷得到總結與創新。練功經驗的總結使人們發現，在不同時間練功，所收效果有差異。

早在馬王堆漢墓出土的醫書《養生方》中，已記載有擇時進行氣功鍛鍊的內容。古代氣功最初是從調攝呼吸開始的，故又稱「食氣」、「治氣」。直到目前，氣功練功時的呼吸調攝仍是重要的內容。《養生方》認為「治氣」鍛鍊的最佳時機在清晨。其「治氣」的具體方法是：「旦起坐，直脊開尻，翕卅印下之」。意思是在淸晨早起正坐，挺直腰背脊骨，緊斂肛門呼吸三十次，使氣下降於丹田。該書還提及朝息、晝息、暮息、夜半息等不同時間採用不同的氣功鍛鍊呼吸的方式。中醫《內經》指出氣功鍛鍊在寅時（早晨三～五時），面向南立，呑咽口中津液。中醫另有書《諸病源候論》中則記載，月初出時，月落時，向月正立，屛氣使氣下貫丹田，憋不住氣時再呼出，如此八次，可使人陰氣長，婦女可使陰氣盛子道通，益精髓腦，可使不孕婦女懷孕等。雞鳴時叩齒三十六下，舐唇漱口，舌捺上齒表面，咽口中津液三次，可補虛勞，使人強壯等。可見擇時練功早為古人所重視。

當今，擇時練功已經為實踐證實有實用價值。有人根據人體內氣運行規律，認為一天中寅時（三～五時）和卯時（五～七時）為最適宜的練功時間。肺經有病時，寅時最好，非肺經病者，卯時較佳。運用《周易》中人體日節律理論可以指導辯證練功，每天由子時（晚十一時～次日一時）至辰時（七～九時）為陽長陰消之時，陽虛患者宜於此時練功，以採自然界陽氣補己之陽氣；由午時（十一～下午一時）至戌時（晚七～九時）為陰長陽消之辰，陰虛患者宜於此時練功，以採自然界陰氣補己之陰氣；巳時（上午九～十一時）與亥時（晚九

（十一時）則不宜練功。巳時純陽無陰，孤陽不生，練功易致剛陽過燥，化為邪火，反食正氣；亥時純陰無陽，孤陽不長，此時練功，陰極折陽，或陽氣發動，陰陽互擾，有失藏養，亦屬耗傷正氣，按子午流注說擇時練功者也得較好療效。

練功時還應注意根據人體月節律理論選擇練功時間，如陰曆十五左右是滿月時，此時月亮對人體影響較大，人們的頭部和胸部電位差較大，血氣最充實，內分泌活動最活躍，也易於激動，該期練功效果最好。而陰曆初一前後為虧空與新月時，此時是人體月中氣血最虛之時，與陰曆十五左右恰好相反，若進行練功則效果較差。

當然，每人的周期節律活動有差異，以上提供的幾種擇時練功方法，僅供參考，練功者還應在練功中觀察自己，以便獲得最佳練功時間。

五、擇時運動的現代醫學觀點

許多人都喜歡早晨活動、鍛鍊，認為早晨空氣新鮮。然而，醫學家新近研究後發現，進行各類身體鍛鍊的理想時間並不在早晨，而是在每天接近黃昏的這一段時間。醫學家認為，人類身體的各種活動，都是受「生物鐘」所控制。在每晝夜的二十四小時中，人的體力最高點和最低點，都按一定的周期節律性規律升降。而體力發揮最高點的時間，則多數在下午或傍晚接近黃昏的這一段時間。此時，體力、肢體反應敏感度及適應能力，都達到最高峰。與此同時，心率及血壓上升率也在此時最平穩，並且偏低。在這種時間內，從事各種體育活動對身體有利。因為該種狀態下，由於運動所引起的心跳加速及血壓升高等情況都較低，不致於誘發機體病理狀態，對身體健康頗有益處。

如果在早晨進行體育鍛鍊，血壓和心率的上升加速程度都較大，對很多人來說，尤其是老年人心腦血管系統已經趨向老化，會發生超負荷的情況，而導致心腦血管自身調節機制的失衡，甚至引發疾病，對健康造成不良的影響。所以，當您選擇運動時間時，應該考慮上述因素。

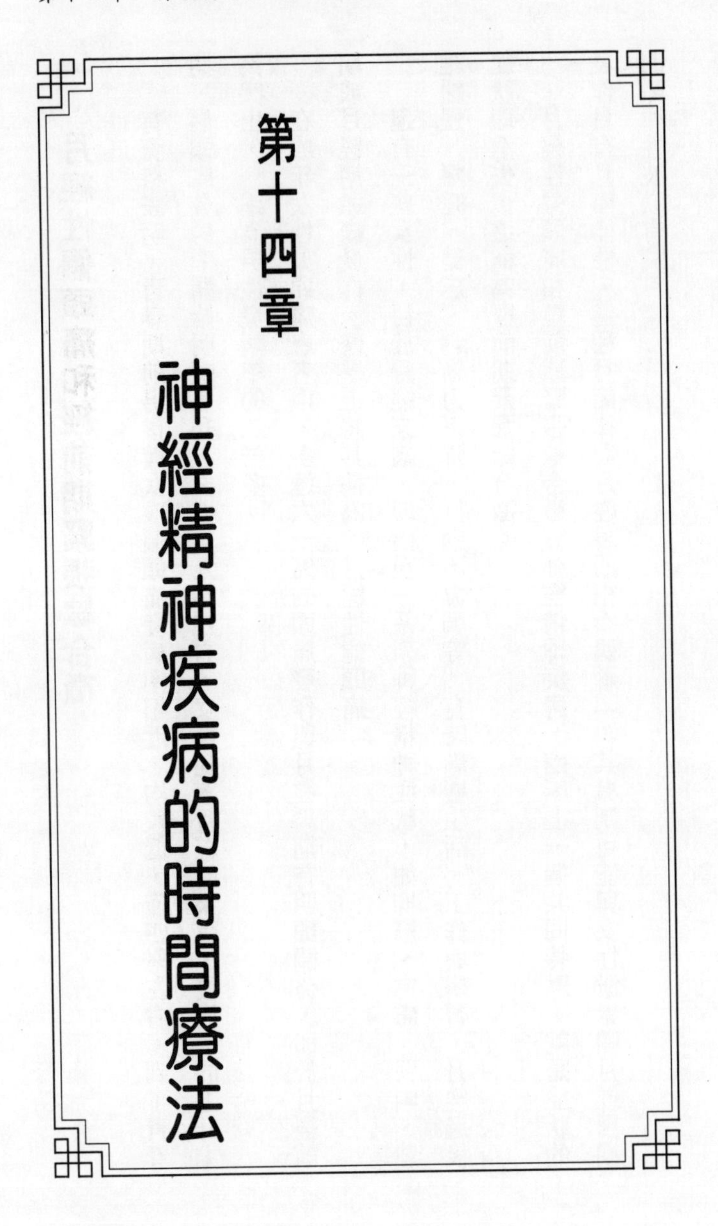

第十四章 神經精神疾病的時間療法

一、月經性偏頭痛和經前期緊張綜合徵

有資料表明，青春期前男孩與女孩偏頭痛發病率相近，均較低，僅四％左右。到了青春期，偏頭痛發病率開始明顯上升，男性為九％左右，女性隨著月經的來臨，發病率的上升尤為突出，一躍為男性發病率的二倍多。

在成年女性偏頭痛患者中，多達六十％的頭痛發作與月經周期有明顯關係，即於月經前期或月經期頭痛發作。醫學上將其稱為「月經性偏頭痛」。

還有一些女性，每於月經來臨，即出現一系列神經精神症狀，如抑鬱、焦慮、哭叫、思維緩慢、嗜睡、健忘、判斷力下降、行動不協調等。有時影響生活、工作與學習，月經過後症狀即消失，這稱為經前期緊張綜合徵。

月經性偏頭痛和經前期緊張綜合徵等神經精神疾病，臨床上一個共同特點，就是症狀的發作具有月節律性，這種月節律與月經周期相「偶聯」，其機制可能與女性激素隨月經周期的節律性波動有關。

月經周期是從月經來潮的第一天算起，到下一次月經來潮為止，平均為二十八天。從月經周期的第五天至第十四天間是卵巢卵泡發育期（子宮內膜增殖期），從月經周期第十五天至第二十三天間為卵巢黃體形成期（子宮內膜分泌期），從月經周期第二十三天至二十八天為月經前期，第一天至第五天為月經期。女性激素包括雌激素與孕激素。從卵巢卵泡發育期開始一直到黃體形成期結束，血液中雌激素與孕激素總的趨勢是逐漸增加，保持在高濃度水平，使子宮內膜由增殖期至分泌期。但於月經前期，由於卵巢中黃體的「自滅」，血液中雌激素與孕激素突然急劇下降，致使月經的來潮。

近幾年科學家研究發現，雌激素和孕激素不僅作用於子宮、外生殖器、乳房等性器官，而且腦也是其「靶」器官。雌激素與孕激素可影響腦神經遞質的合成和代謝，干擾遞質受體功能，因而影響神經細胞間的信息傳遞及神經細胞功能。

例如，雌激素和孕激素可影響腦內5—羥色胺、去甲腎上腺素及內啡肽能遞質系統，影響腦內前列腺素的合成與代謝等，而這些神經遞質系統與疼痛、情緒、行為均有關係。因此，雌激素和孕激素於經前期的突然跌落，必能觸發腦功能的一系列改變，從而導致一些神經精神症狀的發生。月經前期、月經期偏頭痛的發作，主要與雌激素的跌落有關。而經前期緊張綜合徵還與孕激素突然下降有關。

認識這些疾病的月節律現象，不僅對探討其病因、病機有重要意義，而且對其診治也很有幫助。

有些偏頭痛的患者，發作時頭痛不明顯，而以周期性嘔吐為主要表現。對於女性患者，可根據與月經周期相「偶聯」的月節律點做出診斷，從而進行正確的治療。醫學家甚至發現，一些患偏頭痛的男女兒童，當以周期性嘔吐為主要表現時，雌激素也有與成年女性相類似的月節律性波動。由此可根據周期性嘔吐症狀的發生與雌激素的月節律性波動關係做出診斷，並予以治療。

據觀察，月經性偏頭通痛常因懷孕而改善，口服避孕藥可以改變其發作的形式和頻率。偏頭痛的治療分為兩部份：預防性治療和對症治療。只有了解其發作的時間規律才能進行預防性治療，做到適時用藥，方能達到預防發作的目的。由於偏頭痛發作的月節律性，因此為防治提供了可靠的時間依據。另外，一般治療無效時，可根據情況適時應用女性激素治療，有時可獲得明顯的效果。

二、群集性頭痛的發作節律性及其治療

群集性頭痛，是一種較為特殊的血管神經性頭痛。患者以男性居多，約為女性的四～七倍，主要為二十～五十歲的青壯年。頭痛發作時一般無先兆，疼痛發作後十～十五分鐘達到高峰，一般持續四十五～六十分鐘自行緩解，但也有持續時間長達三～四小時者。患者多數為偏側頭痛，少數患者為雙側性。疼痛部位一般在一側眼眶周圍和該側顳部（太陽穴），疼痛常劇烈難忍，患者往往訴說為「穿刺樣」、「鑽痛」，痛處頭皮不敢用手觸摸。

群集性頭痛「群集」時間具有年節律性，通常群集於某個季節，多為春秋季。在頭痛群集發作季節裡，一旦發作，則連發二～三個月才終止。在此期間，幾乎每天發作一～二次。每天頭痛發作也不是隨機的，而是有晝夜節律性，往往在入睡九十分鐘時發作。

此時患者正處於做夢的快波睡眠中，因而常常從噩夢中驚醒，方知頭痛發作。頭痛時，伴有明顯的植物神經功能紊亂症狀，如流淚、眼結合膜充血、鼻塞、流涕、瞳孔變小、眼瞼

下垂及煩躁、激動、不安等躁狂症情緒障礙。

有關群集性頭痛發作的年節律性機制，目前尚不清楚。關於其發作的晝夜節律性，醫學家們推測與下丘腦功能紊亂有關。因為下丘腦是司管晝夜節律的「生物鐘」所在處，並且用「下丘腦病變假說」還可以解釋頭痛發作時所伴發的植物神經功能紊亂及情緒障礙症狀，因為下丘腦也是植物神經及情緒「中樞」。為了證實這種推測，有人研究群集性頭痛患者，頭痛發作「群集」期間血液中褪黑色素、考的松、β—內啡肽和催乳素等物質含量的晝夜節律性，因為這四種物質血液含量晝夜變化直接受下丘腦「生物鐘」的調控，可反應「生物鐘」的「轉動」情況。結果發現群集性頭痛患者頭痛發作群集期與非發作期相比，這四種物質血中含量晝夜變化規律改變，說明其發作的確與下丘腦生物鐘功能紊亂有關。

基於群集性頭痛發作具有周期節律性的特點，醫學家們設計出防治群集性頭痛發作的一些新方法。

1、麥角胺：以往應用麥角胺治療群集性頭痛，一般於頭痛時應用，以期止痛，但效果不理想。根據目前發現頭痛發作的時間特點，在頭痛「群集」期內，睡前應用麥角胺，可預防夜間頭痛發作。

2、鈣離子拮抗劑：它是一大類能夠阻止細胞外鈣離子向細胞內流動的化合物的總稱。此類藥物的一個共同作用即是擴張血管效應。其中治療群集性頭痛最有效的藥物是維拉帕米。這種藥物不同於其它鈣離子拮抗劑，它對腦血管的擴張作用很小。該藥之所以對治療群集性頭痛有效，是由於它可以直接作用於下丘腦內神經細胞，調定「生物鐘」運轉的結果，而不是通過擴張腦血管的機制。

3、丙戊酸鈉：屬抗癲癇製劑，它可以作用於下丘腦，影響生物鐘運轉，改變晝夜節律性變化規律，因此試用於治療群集性頭痛，初步證明其預防頭痛發作的效果良好。

4、碳酸鋰：是一種治療躁狂症的藥物，它之所以用於治療群集性頭痛，就是根據群集性頭痛「群集」發作的年節律性類似於躁狂症（也有發於春秋季），且發作時又有躁狂症樣表現，臨床驗證確實有效。

5、明光照射：明光照射可影響人體晝夜節律，改變覺醒——睡眠時相。將定時明光照射試用於防治群集性頭痛是一種新穎的方法，明光照射通過改變人體晝夜節律的時相，達到防治頭痛發作的目的（詳見第五章明光照射治療人體節律障礙性疾病）。這種治療方法不僅效果肯定，而且無任何藥物性毒副作用，頗受人們青睞。群集性頭痛患者不妨在醫生指導下試用此種療法。

三、安眠藥——苯二氮䓬類藥物對晝夜節律的作用

苯二氮䓬類藥物是一組能夠作用於腦神經，具有鎮靜、催眠及抗焦慮等藥理效應的藥物總稱，其母體化學結構為「苯二氮䓬」，故得此名。廣為人知的藥物——安定，就屬於這類藥物。目前苯二氮䓬類家族成員衆多，諸如舒樂安定、佳樂定、海樂神、氯硝安定等等，並且新成員還不斷問世。在過去的日子裡，這類藥物為解除人類的煩躁不安、失眠、焦慮等症狀發揮了重要作用。近幾年來，科學家們研究發現，苯二氮䓬類藥物能夠作用於人腦內的「生物鐘」——下丘腦視上核，影響其運行，因此可在治療人體節律紊亂性疾病方面大顯身手。

科學家為什麼萌發研究苯二氮䓬類藥物對生物鐘的效應呢？原動力當然是社會的需要。

隨著社會的發展，很多工作需要晝夜兼行，一些社會性活動，要求人們在夜間保持旺盛的精力，而在白天補償休眠。人們逐漸脫離那種「日出而做、日落而息」的生活方式，這就打破了與宇宙間日——夜交替相同步的目然覺醒——睡眠節律，代之於覺醒——睡眠節律「服從」現實的活動——休眠交替。另外，當今科技高度發展，國際間交流日益頻繁，跨國界、跨洲際的旅行越來越多，因時差效應帶來的病症已相當普遍。再有很多疾病，本身症狀表現就是晝夜節律紊亂，例如睡眠障礙、抑鬱症等。

面對這些課題，科學家們一方面研究生物鐘的運行機制，另一方面又在不斷探求可以改變生物鐘運行的有效藥物。他們研究發現，腦內有一種傳遞神經信息的化學物質——r——氨基丁酸存在於下丘腦視上核，是生理狀態下影響生物鐘運行的重要物質。研究同時發現，苯二氮䓬類藥物可以影響r——氨基丁酸的功能，從而發揮改變生物鐘運行的藥理效應。海樂神是苯二氮䓬類藥物成員之一，它的吸收快，起效快，代謝也快，並在體內蓄積少，利於實驗研究。科學家們選用它作為研究對象，得出了一些有價值的結論。首先，苯二氮䓬類藥物可影響生物鐘運行速度，改變晝夜節律性活動周期。環境的明——暗周期交替是影響生物鐘運行的最主要因素。為避免其影響，科學家們特地選用盲鼠作為對象來研究苯二氮䓬類藥物對生物鐘運行速度的影響。研究方法是每隔一段固定的時間給盲鼠注射一次海樂神，連續幾天多次注射後，發現盲鼠不再按原來的二十四小時活動——休眠周期生活，而新的活動——休眠周期的長短與給藥間隔時間長短有關係，呈函數關係。例如把〇·一mg的海樂神分別以二三·三三小時、二十四小時或二四·六七小時的時間間隔給藥，則九〇%以上的動物按相應的給藥周期活動。

再者，苯二氮䓬類藥物對生物鐘的「運行」節奏也有影響，它們可以改變晝夜節律性活動的時相。如給鼠腹腔注射海樂神，即可使晝夜休眠——活動節律時相發生位移，位移程度與用藥劑量有關。注射劑為〇·五mg時，時相移動最大；位移方向與給藥時間有關，在鼠開始進入黑夜活動期前的三～六小時給藥，促使活動高峰時相提前；而於開始活動後九～十二小時給藥，引起活動峰值時相推遲。

另外，當環境中的明——暗周期節律改變時，例如，「時差」期間，應用苯二氮䓬類藥物後，可望縮短生物鐘節律與新環境明——暗周期節律的同步化所需時間。有研究發現，用海樂神後，只要三～五天便能使休眠——活動周期節律，與新的明——暗周期節律達到同步化。而不用海樂神，同步化所需時間平均長達八・一天。苯二氮草類藥物改變人體晝夜節律的情況不勝枚舉，例如適時服用海樂神，能提高晝夜輪班工作人員的工作效率。再如，有醫生選用硝基安定治療一名喪失生理晝夜周期節律的先天性盲人，定時服藥四年後，終於使他建立了正常的睡眠——覺醒周期。

科學研究的新成果提示我們，苯二氮草類藥物，特別是那些半壽期短、起效快、代謝快的藥物，將來在促進人們適應夜班工作、減少時差效應及調節因疾病引起的生物節律紊亂方面，具有誘人的前景。

四、自殺事件發生時間的晝夜分布差異及其擇時防範

談起自殺行為給人們一種不寒而慄的感覺。然而，它是任何社會不可迴避的一個現實問題，尤其是在社會競爭日趨激烈、人們精神要求日漸增長的發達時代裡，這個問題會顯得日益突出。就拿世界經濟最發達國家——日本為例，僅首都東京一九七八～一九八五年的八年

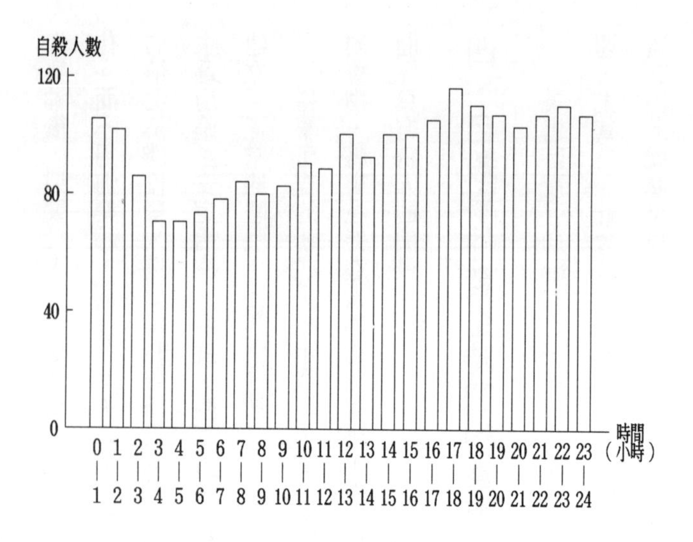

圖22　自殺事件發生時間的晝夜周期節律性分布
（1978年～1985年日本東京資料）

間，自殺事件平均每年多達二二一六件，平均年自殺率為每十萬人有十九・二人，事態之嚴重，足以引起人們的高度重視。為此，對自殺行為的防範措施是必不可少的。那麼防範工作中是否有「竅門」可得呢？回答是肯定的，其中重要一點就是尋找自殺行為發生時間的分布規律，做到因時防範。

早在一八九七年就有一位法國社會學家發現，「自殺行為」的發生時間有晝夜分布差異規律，即下午是發生的高峰時間。近幾十年來，對這類現象的認識越來越深刻。再拿日本首都東京為例，東京醫科齒科大學最近公布了東京救護服務機構的統計資料，表明自殺行為發生確實存在明顯的晝夜周期性分布差異，圖22顯示了該份資料的統計分析結果。

從圖中可以清楚地看出，發生自殺行為最多的時間在每天下午六點左右（通過數學分析，其精確時間為下午四時二十三分～七時十一分）。

「自殺行為」包括自殺未遂和自殺身亡。自殺方式常有槍擊等火器自擊（部份發達國家允許私人存槍是它主要原因）、爆炸、自縊、刀刺、服毒等。一般女性自亡者較男性多，年輕自殺者較老齡人多。自殺行為發生時間的季節分布規律是顯而易見、並容易理解的。解釋自殺行為發生時間晝夜分布差異的規律，離不開探討自殺的原因。

精神病學家已經觀察到很多精神病病人，例如：最易產生自殺傾向的躁狂抑鬱症病人的病情，伴隨著人體內部的晝夜周期節律而變化。與自殺關係最密切的抑鬱情緒變化規律也提示傍晚明顯波動的趨勢。科學家們還發現，人體腦脊液中一種與自殺行為直接有關的神經遞質，它的水平降低恰在傍晚時分。另外，白天社會活動對誘發傍晚自殺行為有著不可推御的責任。再有多數精神異常的自殺者有種特殊的心理因素。就是希望他的自殺行為能夠喚起親屬和朋友的強烈反應，所以選擇下午六點左右（下班後）進行自殺，是因為他們認為這段時間內容易被他們的家屬和朋友儘早發現。

上述自殺行為發生時間晝夜分布差異的規律和誘發因素，已經為自殺者的親朋好友和醫護人員提供了防範最佳時間和針對性措施。因此，適時的心理和神經治療，並輔以擇時用藥，對控制傍晚有自殺傾向者的情況惡化、減低高發時間的自殺機率有重要作用。另外，避免白天社會活動給予心理不健康者以精神刺激，也是人人都應注意的。當然，自殺行為發生的高峰時間段內，提高警惕，加強醫護急救措施，更是必不可少的。

五、抑鬱症的藥物治療

抑鬱症是一種常見的情感障礙性疾病。患者出現顯著而持久的情感低落，終日莫名其妙地憂心忡忡，唉聲嘆氣，對工作、學習及家庭生活興趣索然，對前途喪失信心。令人振奮不已的消息，絲毫不能減輕其鬱悶情緒。自責、自罪，認為自己失去工作能力，成為社會的廢人，家庭的累贅，將雞毛蒜皮的小事，無限誇大，為自己羅列種種罪名，有時伺機自殺借以謝罪。外觀表現沮喪，言語緩慢低沉，反應遲鈍，動作減少，整日躲在陰暗的角落裡，或蜷縮不動，或徘徊不安。

抑鬱症的一大特點就是上述表現呈現晝夜節律性波動，白天重、夜間輕，以早晨為最重。而且出現覺醒——睡眠節律紊亂，常早醒二～三小時。黎明前，人們尚在熟睡中，享受那美妙的夢幻，而抑鬱症患者則早已覺醒，並再也不能入睡。在床上輾轉反側，悲觀焦慮地等待這一天的來臨。有時患者陷入了極度憂鬱之中，終難擺脫絕望情緒，悄然自殺。黎明前最黑暗，對於抑鬱症患者來說，再合適不過了。之所以如此，是因為抑鬱症患者體內控制人體晝夜生物節律活動的「生物鐘」，如同北京時間改為夏時制，向前「撥動」，使晝夜節律位相前置。目前認為抑鬱症是一典型的生物節律紊亂性疾病。

現在治療抑鬱症的主要藥物有丙咪嗪、氯丙咪嗪、阿米替林、多慮平等，統稱為抗抑鬱劑。這些藥物治療抑鬱症的重要機理之一即是作用於「生物鐘」，向後撥動生物鐘，使位相前置的晝夜節律恢復正常。抑鬱症治療是否有效，最早就是看覺醒——睡眠節律是否與宇宙間晝夜更替相吻合，早醒現象是否改善、消失。

抑鬱症的治療，要根據具體病人、具體症狀，精心選用藥物和用量，方能達到療效最佳、副作用最小的目的，但同一藥物、用同樣的劑量，治療同一病人，也可因用藥時間安排不同，而出現臨床療效和副作用不同的情況。

有人做過這樣的臨床研究，用氯丙咪嗪治療一組抑鬱症患者。將患者隨機分出早晨組、中午組和傍晚組，將同樣的一日總藥量分別集中於相應時間服用（一日單劑療法），同時分出一組病人，將同樣一日總劑量分為三等份，於早、中、晚分開服用，觀察氯丙咪嗪對四組抑鬱症患者的臨床療效及副作用。結果發現，一日單劑療法的，中午組療效最好，早晨組與傍晚組療效類似，均明顯低於中午組，將藥物分開服用療效不如集中於中午服用。

在副作用方面，諸如便秘、體位性低血壓、心慌、出汗、性功能障礙等發生率，四組間無明顯差異；震顫發生率以傍晚組最高，早晨組最低，中午組居於中間；口乾發生率也以傍晚組最高，中午組最低，早晨組居於中間。

由此可以看出，抗抑鬱劑對抑鬱症的臨床療效，以及對患者可能產生的副作用都存在晝夜節律性變化。不同的藥物及劑型，晝夜節律性變化規律也會不同，因此，不應千篇一律地遵循一日等量分次或睡前一次給藥的傳統治療方法，而需按照生物節律性，合理選擇用藥時間。

六、精神分裂症患者的最佳用藥時間

精神分裂症是一種常見的、最爲嚴重的精神疾病。自從一九五二年氯丙嗪用於臨床，取得良好療效後，藥物治療迅即成為精神分裂症的首選治療方法。目前治療精神分裂症的藥物已發展為一個成員衆多的大家族，如氟哌啶醇、泰爾登、奮乃靜等。這類藥物統稱為精神病藥物。抗精神病藥物對於控制大多數精神分裂症患者的病症，如妄想、攻擊行為確實有效。但也有些病人，藥物用盡、療效仍不佳，甚至無效。

原因有多種，其中之一就是用藥時間安排不當。以往人們用抗精神病藥物治療精神分裂症時，一般按正常生活習慣用藥，將每日總藥量等量分為三份或四份，於早、中、晚及睡前服用，未考慮藥效與睡眠時間是否有關係。近來科學研究發現，這種常規的用藥方法存在很多弊端。例如，服藥次數多，容易漏服；影響病人生活節律，給病人帶來一些生活不便；更重要的是藥物在人體內作用與機體正常生理周期節律不協調，療效降低，副作用大，所以很多醫生倡導每日一次服藥方法。

對於何時服藥，為了減少藥物對病人白日工作時間的不良影響，主張睡前服藥。然而，最近通過對氯丙嗪、氟哌啶醇等藥物時辰藥理學的研究，發現這種用藥時間安排並不理想。科學研究資料表明，抗精神病藥物對精神分裂症的療效與用藥時間有關，而且這種關係可因藥物種類、藥量不同而有差異。如氯丙嗪，藥量為每公斤體重二．五mg和五mg時，午夜後用藥效果最好；藥量為每公斤體重十mg時，中午用藥效果最好；藥量為每公斤體重二十mg時，則早晨用藥效果最好。氟哌啶醇藥量為每公斤體重〇．五～一．〇mg時，傍晚用藥效果最好，其次為早晨和午夜，中午用藥效果最差；藥量為每公斤體重二～十mg時，中午為用藥最佳時間，早晨和午夜為最差用藥時間，並且發現睡前用藥，並不像人們想像的那樣，可以減少藥物對病人白天的不良影響。

目前，藥物療效依從用藥時間的原因基本明確，它是由於腦細胞對抗精神病藥物的敏感程度存在晝夜節律性變化。因此，為進一步提高精神分裂症藥物療效，目前世界發達國家的精神科醫生提出，除了開發更有效的新藥外，應加強抗精神病藥物時間治療學的研究，按它們的時間藥敏規律用藥。如果採用一日多次給藥方法時，不宜等量分配，應在藥物療效高時適量少用些，療效差時適量多用些，以求減少毒副作用，並能在一日總量不變或減少的情況下提高療效。如果採用每日一次給藥法時，更應認真選擇用藥時間，而不能一味地睡前用藥。

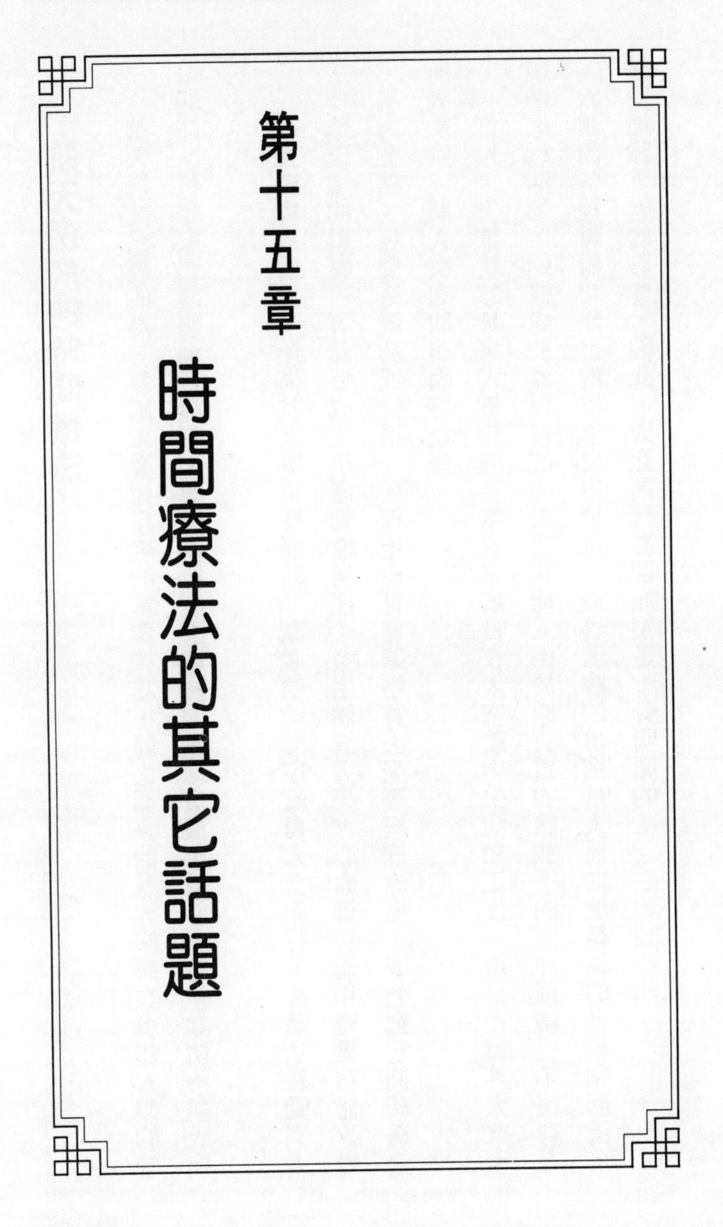

第十五章 時間療法的其它話題

一、航天疾病的時間療法

航天科技已經成為一個國家發達程度的重要標誌，隨之而來的航天疾病也引起人們的普遍關注。科學家們清醒地意識到，要想保持航天科技的迅速發展，就必須認識並防治航天疾病。

航天疾病是近幾十年來航天事業發展的「副產物」。宇航員太空旅行，身體狀態受到太空特殊環境的影響，容易形成太空運動性病症。發生體液丟失、心血管功能和腎臟功能改變、肌肉萎縮、免疫系統功能受損、紅細胞及骨骼礦物質丟失等病理改變，我們把它們統稱為航天疾病。航天疾病的病因有幾種。

首先，失重狀態是衆人皆知的。無論宇航員在太空艙中生活和工作，還是在艙外太空環境中進行活動，始終處於難以自控的失重狀態。由於原有重力狀態下的工作環境已不復存在，人體內各種臟器功能也就相應發生變化。最易理解的事例是人體血液循環的供給和回流，頗受地球重力的影響，因此，太空飛行影響血壓是十分明顯的。

其次，電離射線損害人體。生活在地球表面的人類，受著地球周圍大氣層的隔離保護，免遭許多宇宙有害射線的侵襲。而處於太空環境中的宇航員，就難有這種幸運。他們時刻要受多種有害射線的損害。再者，環境晝夜周期節律性差異及宇航員休眠——工作時間秩序的紊亂，成為導致航天疾病的又一重要因素。其致病機理與人體在地球上因時差效應，或工作——休眠周期晝夜顛倒後，機體調節不良雷同。由此可以看出，航天疾病也是人體節律障礙性疾病的一種特殊類型。因而，時辰療法對航天疾病的防治是非常必要的。

世界航天科技「首屈一指」的美國，航天醫學研究也遙遙領先，他們這項熱門課題就是應用時辰療法防治航天疾病。目前，對航天疾病的針對性防治措施有幾種：

一是，加強營養，補足機體所需的營養成分，依據時辰藥物學規律，適時應用某些藥物，改善宇航員在太空旅行時的病理狀態。例如，選擇適當的時間讓宇航員服用降鈣素，以減少骨骼中礦物質的丟失，改善骨質疏鬆。

二是，調整晝夜周期節律，科學家根據太空日周期節律和時間藥物學規律，採用定時人工明光照射，或擇時服用褪黑激素或抗黑變激素，調整光明與黑暗交替的日周期節律。

三是，睡眠與工作時間的調整。

後兩種防治措施，一般在航天旅行前的幾周，甚至幾月內即可實行。具體方法與其它人體節律障礙性疾病的時間療法大同小異。從美國科學家最新公布的研究報告來看，這些時間療法，對於防治航天疾病，確實有一定的效果。

二、發生意外事件的時間節律

意外事件顧名思義，是意料之外發生的嚴重事件，常常給人以觸目驚心的感覺。然而，在社會生活中，隨時隨地都可能發生這些不以人們意志為轉移的意外事件，並且，近年來猝發這類事件的數量之大，應引起高度重視。因此，採取有效的防範措施，是必不可少的。那麼，怎麼樣才能防範意外事件的發生呢？科學家研究發現，人類社會各種意外事件的發生並不是隨機的、無規律可循的，而是呈現出發生頻率的晝夜周期節律性。

日本最近公布的八年意外事件記錄資料即是一例證。一九七八～一九八五年的八年間，在日本東京急救服務站「註册」的意外事件就有二二二九六四五九件，平均每年二八七〇五七

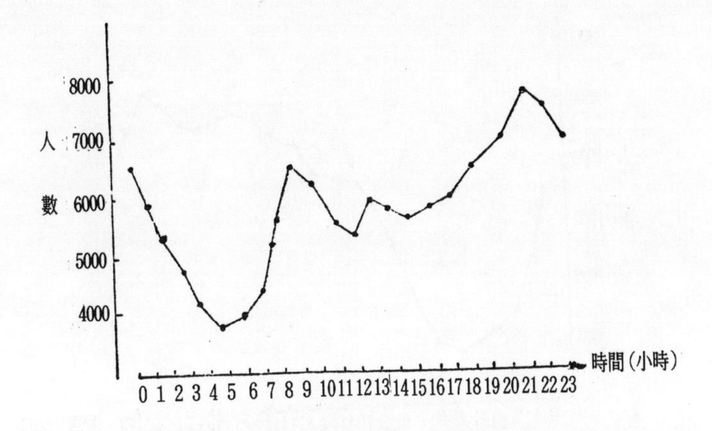

圖23　急性疾病發生時間的晝夜周期節律性分布
（日本東京，1978年～1985年）

件。將它們分門別類，大致可分為以下十種類型：⑴交通事故：包括汽車、火車、飛機、輪船等意外事故，其中汽車事故占絕大多數，約為九二%；⑵工作損傷：包括創傷、燒傷以及工作場所有毒氣體和化學物質的損害；⑶一般損傷事故：包括日常生活中發生的各種傷害。如摔傷、溺水、窒息、藥物中毒等；⑷自殺事件：包括自殺意圖和自殺身亡；⑸犯罪傷害損傷：包括被犯罪者侵犯及殺害所引起的損害；⑹各類急症疾病；⑺運動員在運動中出現的損傷；⑻大火引起意外事故損傷；⑼河、海中的意外損傷；⑽自然災害損傷。對前六類意外事件發生率進行統計學分析，結果發現，意外事

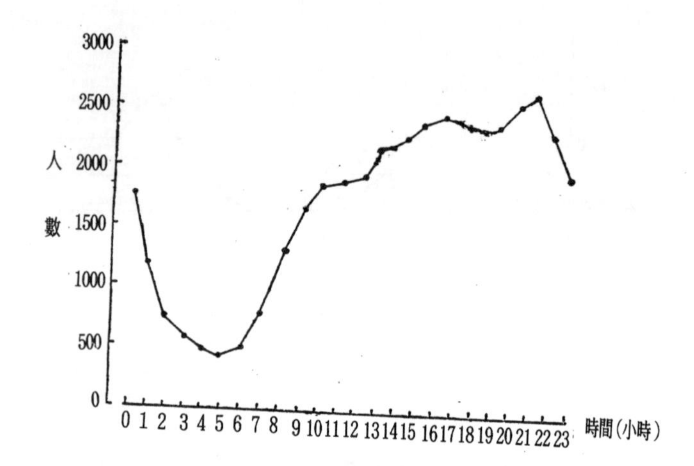

圖24 一般損傷事故發生時間的晝夜周期節律性分布
（日本東京，1978年～1985年）

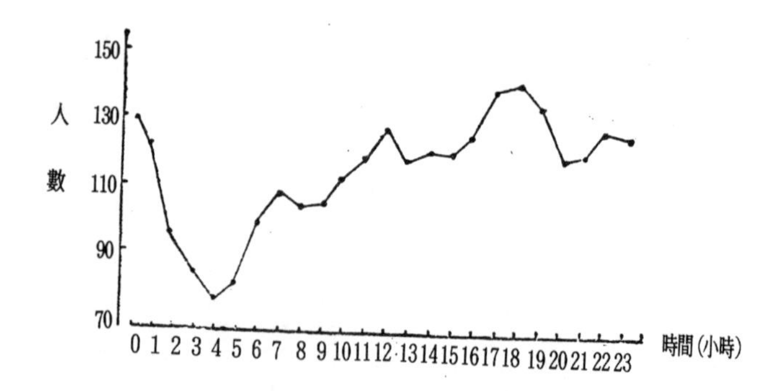

圖25 自殺事件發生時間的晝夜周期節律性分布
（日本東京，1978年～1985年）

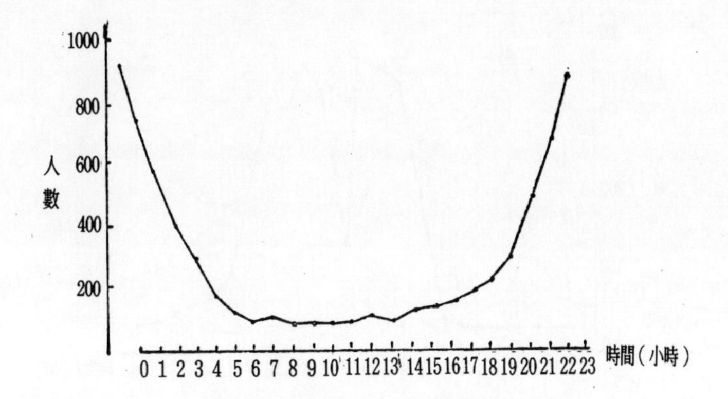

圖26　犯罪傷害發生時間的晝夜周期節律性分布
（日本東京，1978年～1985年）

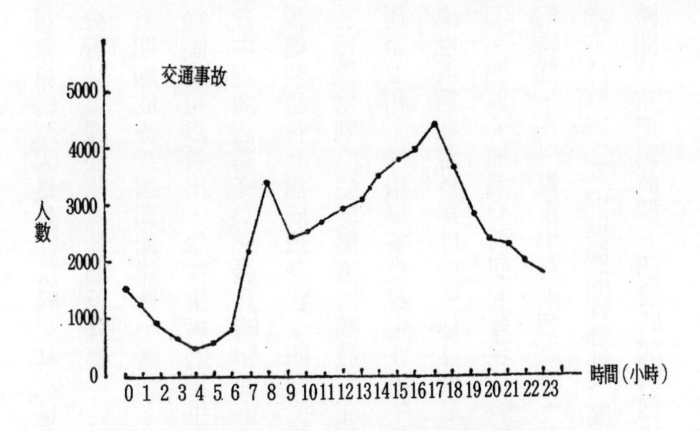

圖27　交通事故發生時間的晝夜周期節律性分布
（日本東京，1978年～1985年）

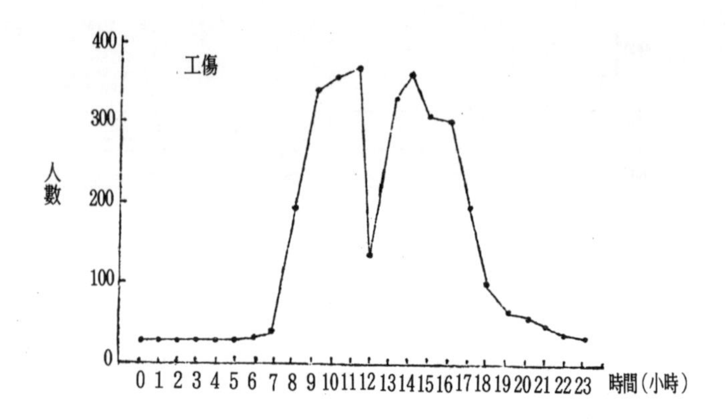

圖28　工作損傷發生時間的晝夜周期節律性分布
（日本東京，1978年～1985年）

件中最常見的原因是急性疾病，其次是交通事故。分析結果還表明，各類意外事件的發生時間，有明顯的晝夜周期節律性（圖23～28）。

從圖中可以看出，急性疾病的發生時間在一晝夜中有兩個高峰：早晨八時和晚上八時；一般損傷及自殺（傾向或身亡）的發生時間高峰位於每天傍晚；犯罪傷害大都發生在午夜；而交通事故和工作損傷多是發生在中午前後。

急性疾病在意外事件中所佔比例最大，約為五二·四％。通過分析研究發現，急性疾病發生的時間，在一晝夜中有兩個高峰（早晨八時和晚上八時），其中以腦血管意外（腦中風）發病時間分布更爲典型。儘管時間病理學還未明確證實所有疾病的發生時間規律，但由上述資料可以確定某些急性疾病的發生時間分布，並不是隨機的。

經過近幾十年的觀察研究，人們逐漸認識到意外事件發生的時間節律性，並且還發現意外事件的發生，在某種程度上與社會性「活動——休眠」周期是分不開的。例如，交通意外事故的發生率，與公路上汽車數量有關；工作中的意外事件，總是與工作時間相對應；午夜犯罪事件的高峰，與街上缺少照明及酗酒有關；對急性疾病和一般傷害事故來說，涉及因素很多，如能否及時送醫院搶救等；而交通事故和一般損害事件的發生與人們對環境注意力下降有密切關係。另外，自殺事件多發生於傍晚，這與情緒的時間節律有關。

總之，意外事件所發生時間節律的形成，受著衆多因素的影響。

意外事件發生的時間，具有晝夜周期節律性，這就啟發我們在日常生活中，對各類意外事件不應抱「聽天由命」的態度，而是應該努力探明其發生的時間規律，合理地加以利用，尋找防範發生的時間竅門及有效措施，及時救護，從而減輕或避免不幸事件的發生。

附：常見藥物的最佳用藥時間參考表

藥物名稱	最佳用藥時間
激素類（治療哮喘等呼吸系統疾病除外）	
強的松、強的松龍	上午8時
氫化可的松	上午8時
潑尼松	上午8時
地塞米松	上午8時及下午4時
倍地米松、去炎松	隔天上午8時
激素類（如強的松等，治療哮喘等呼吸系統疾病）	下午3時
洋地黃類（如地戈辛、西地蘭等）	凌晨4時（適當減量）
亞硝酸酯類（如硝酸甘油、硝心痛等，治療冠心病）	上午8時和凌晨2時
β-受體阻滯劑（如心得安等）	上午8時
鈣離子拮抗劑	
心痛定	早晨7～8時
尼群地平等	早晨7～8時
硫氮草酮	傍晚7時左右
血管緊張素轉換酶抑制劑（如苯脂丙脯酸、巰甲丙脯酸等用做降壓藥物）	早晨7～8時
阿斯匹林（大劑量0.3 g）	早晨6時
腸溶阿斯匹林（防治心腦血栓形成）（小劑量25 mg）	早晨6時
藻酸雙酯鈉（用做降低血液粘度，改善血液流變狀態）	早晨6時
茶鹹類（用做防治哮喘）	早晨7時（療效好） 睡前服用（防止夜間發病）應加量

喘寧等	早晨7時（療效好） 睡前服用（防止夜間發病）應加量
H_2受體拮抗劑（例如甲氰咪胍、雷尼替丁、法莫替丁、泰胃美等）	睡前服用
其它制酸劑（用做治療消化性潰瘍病）	晚上（睡前）服用
嗎啡類	晚上9時鎮痛作用最強
雙氫可待因	晚上8～9時
曲馬多	晚上8～9時
消炎痛	上午7時
雙氫克尿塞（利尿劑）	上午7時
安定類	上午7時或晚上7時
抗貧血藥鐵劑	晚上7時
抗抑鬱劑（如氯丙咪嗪）	中午12時左右
氯丙嗪（抗精神分裂症藥物）	
2.5 mg/kg時	午夜（12時～下午1時）
10 mg/kg時（單指藥物療效）	中午（12時～下午1時）
20 mg/kg時	早晨7～8時
氟哌啶醇（抗精神病藥物）	
0.5 mg～1.0 mg/kg	晚上7時左右
2.0 mg～10 mg/kg	中午12時左右
抗癌藥物	
5-FU（5-氟尿嘧啶）	凌晨4時
5-FUDR（5-氟脫氧尿苷）	下午4時
1-OHP（氧鉑）	下午4時

大展出版社有限公司	圖書目錄
地址：台北市北投區11204 致遠一路二段12巷1號 郵撥： 0166955～1	電話：(02) 8236031 8236033 傳眞：(02) 8272069

・法律專欄連載・電腦編號 58

台大法學院 法律學系／策劃
法律服務社／編著

①別讓您的權利睡著了[1]	200元
②別讓您的權利睡著了[2]	200元

・秘傳占卜系列・電腦編號 14

①手相術	淺野八郎著	150元
②人相術	淺野八郎著	150元
③西洋占星術	淺野八郎著	150元
④中國神奇占卜	淺野八郎著	150元
⑤夢判斷	淺野八郎著	150元
⑥前世、來世占卜	淺野八郎著	150元
⑦法國式血型學	淺野八郎著	150元
⑧靈感、符咒學	淺野八郎著	150元
⑨紙牌占卜學	淺野八郎著	150元
⑩ＥＳＰ超能力占卜	淺野八郎著	150元
⑪猶太數的秘術	淺野八郎著	150元
⑫新心理測驗	淺野八郎著	160元

・趣味心理講座・電腦編號 15

①性格測驗1	探索男與女	淺野八郎著	140元
②性格測驗2	透視人心奧秘	淺野八郎著	140元
③性格測驗3	發現陌生的自己	淺野八郎著	140元
④性格測驗4	發現你的真面目	淺野八郎著	140元
⑤性格測驗5	讓你們吃驚	淺野八郎著	140元
⑥性格測驗6	洞穿心理盲點	淺野八郎著	140元
⑦性格測驗7	探索對方心理	淺野八郎著	140元
⑧性格測驗8	由吃認識自己	淺野八郎著	140元
⑨性格測驗9	戀愛知多少	淺野八郎著	160元

⑩性格測驗10　由裝扮瞭解人心　淺野八郎著　140元
⑪性格測驗11　敲開內心玄機　淺野八郎著　140元
⑫性格測驗12　透視你的未來　淺野八郎著　140元
⑬血型與你的一生　淺野八郎著　160元
⑭趣味推理遊戲　淺野八郎著　160元
⑮行爲語言解析　淺野八郎著　160元

•婦 幼 天 地•電腦編號16

①八萬人減肥成果　黃靜香譯　180元
②三分鐘減肥體操　楊鴻儒譯　150元
③窈窕淑女美髮秘訣　柯素娥譯　130元
④使妳更迷人　成　玉譯　130元
⑤女性的更年期　官舒妍編譯　160元
⑥胎內育兒法　李玉瓊編譯　150元
⑦早產兒袋鼠式護理　唐岱蘭譯　200元
⑧初次懷孕與生產　婦幼天地編譯組　180元
⑨初次育兒12個月　婦幼天地編譯組　180元
⑩斷乳食與幼兒食　婦幼天地編譯組　180元
⑪培養幼兒能力與性向　婦幼天地編譯組　180元
⑫培養幼兒創造力的玩具與遊戲　婦幼天地編譯組　180元
⑬幼兒的症狀與疾病　婦幼天地編譯組　180元
⑭腿部苗條健美法　婦幼天地編譯組　180元
⑮女性腰痛別忽視　婦幼天地編譯組　150元
⑯舒展身心體操術　李玉瓊編譯　130元
⑰三分鐘臉部體操　趙薇妮著　160元
⑱生動的笑容表情術　趙薇妮著　160元
⑲心曠神怡減肥法　川津祐介著　130元
⑳內衣使妳更美麗　陳玄茹譯　130元
㉑瑜伽美姿美容　黃靜香編著　150元
㉒高雅女性裝扮學　陳珮玲譯　180元
㉓蠶糞肌膚美顏法　坂梨秀子著　160元
㉔認識妳的身體　李玉瓊譯　160元
㉕產後恢復苗條體態　居理安•芙萊喬著　200元
㉖正確護髮美容法　山崎伊久江著　180元
㉗安琪拉美姿養生學　安琪拉蘭斯博瑞著　180元
㉘女體性醫學剖析　增田豐著　220元
㉙懷孕與生產剖析　岡部綾子著　180元
㉚斷奶後的健康育兒　東城百合子著　220元
㉛引出孩子幹勁的責罵藝術　多湖輝著　170元
㉜培養孩子獨立的藝術　多湖輝著　170元

㉝子宮肌瘤與卵巢囊腫	陳秀琳編著	180元
㉞下半身減肥法	納他夏・史達賓著	180元
㉟女性自然美容法	吳雅菁編著	180元
㊱再也不發胖	池園悅太郎著	170元
㊲生男生女控制術	中垣勝裕著	220元
㊳使妳的肌膚更亮麗	楊　皓編著	170元

・青 春 天 地・電腦編號 17

①A血型與星座	柯素娥編譯	120元
②B血型與星座	柯素娥編譯	120元
③O血型與星座	柯素娥編譯	120元
④AB血型與星座	柯素娥編譯	120元
⑤青春期性教室	呂貴嵐編譯	130元
⑥事半功倍讀書法	王毅希編譯	150元
⑦難解數學破題	宋釗宜編譯	130元
⑧速算解題技巧	宋釗宜編譯	130元
⑨小論文寫作秘訣	林顯茂編譯	120元
⑪中學生野外遊戲	熊谷康編著	120元
⑫恐怖極短篇	柯素娥編譯	130元
⑬恐怖夜話	小毛驢編譯	130元
⑭恐怖幽默短篇	小毛驢編譯	120元
⑮黑色幽默短篇	小毛驢編譯	120元
⑯靈異怪談	小毛驢編譯	130元
⑰錯覺遊戲	小毛驢編譯	130元
⑱整人遊戲	小毛驢編著	150元
⑲有趣的超常識	柯素娥編譯	130元
⑳哦！原來如此	林慶旺編譯	130元
㉑趣味競賽100種	劉名揚編譯	120元
㉒數學謎題入門	宋釗宜編譯	150元
㉓數學謎題解析	宋釗宜編譯	150元
㉔透視男女心理	林慶旺編譯	120元
㉕少女情懷的自白	李桂蘭編譯	120元
㉖由兄弟姊妹看命運	李玉瓊編譯	130元
㉗趣味的科學魔術	林慶旺編譯	150元
㉘趣味的心理實驗室	李燕玲編譯	150元
㉙愛與性心理測驗	小毛驢編譯	130元
㉚刑案推理解謎	小毛驢編譯	130元
㉛偵探常識推理	小毛驢編譯	130元
㉜偵探常識解謎	小毛驢編譯	130元
㉝偵探推理遊戲	小毛驢編譯	130元

㉞趣味的超魔術	廖玉山編著	150元
㉟趣味的珍奇發明	柯素娥編著	150元
㊱登山用具與技巧	陳瑞菊編著	150元

•健 康 天 地•電腦編號 18

①壓力的預防與治療	柯素娥編譯	130元
②超科學氣的魔力	柯素娥編譯	130元
③尿療法治病的神奇	中尾良一著	130元
④鐵證如山的尿療法奇蹟	廖玉山譯	120元
⑤一日斷食健康法	葉慈容編譯	150元
⑥胃部強健法	陳炳崑譯	120元
⑦癌症早期檢查法	廖松濤譯	160元
⑧老人痴呆症防止法	柯素娥編譯	130元
⑨松葉汁健康飲料	陳麗芬編譯	130元
⑩揉肚臍健康法	永井秋夫著	150元
⑪過勞死、猝死的預防	卓秀貞編譯	130元
⑫高血壓治療與飲食	藤山順豐著	150元
⑬老人看護指南	柯素娥編譯	150元
⑭美容外科淺談	楊啟宏著	150元
⑮美容外科新境界	楊啟宏著	150元
⑯鹽是天然的醫生	西英司郎著	140元
⑰年輕十歲不是夢	梁瑞麟譯	200元
⑱茶料理治百病	桑野和民著	180元
⑲綠茶治病寶典	桑野和民著	150元
⑳杜仲茶養顏減肥法	西田博著	150元
㉑蜂膠驚人療效	瀨長良三郎著	150元
㉒蜂膠治百病	瀨長良三郎著	180元
㉓醫藥與生活	鄭炳全著	180元
㉔鈣長生寶典	落合敏著	180元
㉕大蒜長生寶典	木下繁太郎著	160元
㉖居家自我健康檢查	石川恭三著	160元
㉗永恒的健康人生	李秀鈴譯	200元
㉘大豆卵磷脂長生寶典	劉雪卿譯	150元
㉙芳香療法	梁艾琳譯	160元
㉚醋長生寶典	柯素娥譯	180元
㉛從星座透視健康	席拉•吉蒂斯著	180元
㉜愉悅自在保健學	野本二士夫著	160元
㉝裸睡健康法	丸山淳士等著	160元
㉞糖尿病預防與治療	藤田順豐著	180元
㉟維他命長生寶典	菅原明子著	180元

㊱維他命C新效果	鐘文訓編	150元
㊲手、腳病理按摩	堤芳朗著	160元
㊳AIDS瞭解與預防	彼得塔歇爾著	180元
㊴甲殼質殼聚糖健康法	沈永嘉譯	160元
㊵神經痛預防與治療	木下眞男著	160元
㊶室內身體鍛鍊法	陳炳崑編著	160元
㊷吃出健康藥膳	劉大器編著	180元
㊸自我指壓術	蘇燕謀編著	160元
㊹紅蘿蔔汁斷食療法	李玉瓊編著	150元
㊺洗心術健康秘法	竺翠萍編譯	170元
㊻枇杷葉健康療法	柯素娥編譯	180元
㊼抗衰血癒	楊啟宏著	180元
㊽與癌搏鬥記	逸見政孝著	180元
㊾冬蟲夏草長生寶典	高橋義博著	170元
㊿痔瘡・大腸疾病先端療法	宮島伸宜著	180元
51膠布治癒頑固慢性病	加瀨建造著	180元
52芝麻神奇健康法	小林貞作著	170元
53香煙能防止癡呆？	高田明和著	180元
54穀菜食治癌療法	佐藤成志著	180元
55貼藥健康法	松原英多著	180元
56克服癌症調和道呼吸法	帶津良一著	180元
57Ｂ型肝炎預防與治療	野村喜重郎著	180元
58青春永駐養生導引術	早島正雄著	180元
59改變呼吸法創造健康	原久子著	180元
60荷爾蒙平衡養生秘訣	出村博著	180元
61水美肌健康法	井戶勝富著	170元
62認識食物掌握健康	廖梅珠編著	170元
63痛風劇痛消除法	鈴木吉彥著	180元
64酸莖菌驚人療效	上田明彥著	180元
65大豆卵磷脂治現代病	神津健一著	200元
66時辰療法——危險時刻凌晨4時	呂建強等著	元
67自然治癒力提升法	帶津良一著	元
68巧妙的氣保健法	藤平墨子著	元

・實用女性學講座・電腦編號19

①解讀女性內心世界	島田一男著	150元
②塑造成熟的女性	島田一男著	150元
③女性整體裝扮學	黃靜香編著	180元
④女性應對禮儀	黃靜香編著	180元

•校園系列•電腦編號20

①讀書集中術	多湖輝著	150元
②應考的訣竅	多湖輝著	150元
③輕鬆讀書贏得聯考	多湖輝著	150元
④讀書記憶秘訣	多湖輝著	150元
⑤視力恢復！超速讀術	江錦雲譯	180元
⑥讀書36計	黃柏松編著	180元
⑦驚人的速讀術	鐘文訓編著	170元
⑧學生課業輔導良方	多湖輝著	170元

•實用心理學講座•電腦編號21

①拆穿欺騙伎倆	多湖輝著	140元
②創造好構想	多湖輝著	140元
③面對面心理術	多湖輝著	160元
④偽裝心理術	多湖輝著	140元
⑤透視人性弱點	多湖輝著	140元
⑥自我表現術	多湖輝著	150元
⑦不可思議的人性心理	多湖輝著	150元
⑧催眠術入門	多湖輝著	150元
⑨責罵部屬的藝術	多湖輝著	150元
⑩精神力	多湖輝著	150元
⑪厚黑說服術	多湖輝著	150元
⑫集中力	多湖輝著	150元
⑬構想力	多湖輝著	150元
⑭深層心理術	多湖輝著	160元
⑮深層語言術	多湖輝著	160元
⑯深層說服術	多湖輝著	180元
⑰掌握潛在心理	多湖輝著	160元
⑱洞悉心理陷阱	多湖輝著	180元
⑲解讀金錢心理	多湖輝著	180元
⑳拆穿語言圈套	多湖輝著	180元
㉑語言的心理戰	多湖輝著	180元

•超現實心理講座•電腦編號22

①超意識覺醒法	詹蔚芬編譯	130元
②護摩秘法與人生	劉名揚編譯	130元
③秘法！超級仙術入門	陸　明譯	150元

④給地球人的訊息　柯素娥編著　150元
⑤密教的神通力　劉名揚編著　130元
⑥神秘奇妙的世界　平川陽一著　180元
⑦地球文明的超革命　吳秋嬌譯　200元
⑧力量石的秘密　吳秋嬌譯　180元
⑨超能力的靈異世界　馬小莉譯　200元
⑩逃離地球毀滅的命運　吳秋嬌譯　200元
⑪宇宙與地球終結之謎　南山宏著　200元
⑫驚世奇功揭秘　傅起鳳著　200元
⑬啟發身心潛力心象訓練法　栗田昌裕著　180元
⑭仙道術遁甲法　高藤聰一郎著　220元
⑮神通力的秘密　中岡俊哉著　180元
⑯仙人成仙術　高藤聰一郎著　200元
⑰仙道符咒氣功法　高藤聰一郎著　220元
⑱仙道風水術尋龍法　高藤聰一郎著　200元
⑲仙道奇蹟超幻像　高藤聰一郎著　200元
⑳仙道鍊金術房中法　高藤聰一郎著　200元

・養 生 保 健・電腦編號 23

①醫療養生氣功　黃孝寬著　250元
②中國氣功圖譜　余功保著　230元
③少林醫療氣功精粹　井玉蘭著　250元
④龍形實用氣功　吳大才等著　220元
⑤魚戲增視強身氣功　宮　嬰著　220元
⑥嚴新氣功　前新培金著　250元
⑦道家玄牝氣功　張　章著　200元
⑧仙家秘傳袪病功　李遠國著　160元
⑨少林十大健身功　秦慶豐著　180元
⑩中國自控氣功　張明武著　250元
⑪醫療防癌氣功　黃孝寬著　250元
⑫醫療強身氣功　黃孝寬著　250元
⑬醫療點穴氣功　黃孝寬著　250元
⑭中國八卦如意功　趙維漢著　180元
⑮正宗馬禮堂養氣功　馬禮堂著　420元
⑯秘傳道家筋經內丹功　王慶餘著　280元
⑰三元開慧功　辛桂林著　250元
⑱防癌治癌新氣功　郭　林著　180元
⑲禪定與佛家氣功修煉　劉天君著　200元
⑳顛倒之術　梅自強著　360元
㉑簡明氣功辭典　吳家駿編　元

㉒八卦三合功　張全亮著　230元

・社會人智囊・電腦編號24

①糾紛談判術　清水增三著　160元
②創造關鍵術　淺野八郎著　150元
③觀人術　淺野八郎著　180元
④應急詭辯術　廖英迪編著　160元
⑤天才家學習術　木原武一著　160元
⑥猫型狗式鑑人術　淺野八郎著　180元
⑦逆轉運掌握術　淺野八郎著　180元
⑧人際圓融術　澀谷昌三著　160元
⑨解讀人心術　淺野八郎著　180元
⑩與上司水乳交融術　秋元隆司著　180元
⑪男女心態定律　小田晉著　180元
⑫幽默說話術　林振輝編著　200元
⑬人能信賴幾分　淺野八郎著　180元
⑭我一定能成功　李玉瓊譯　180元
⑮獻給青年的嘉言　陳蒼杰譯　180元
⑯知人、知面、知其心　林振輝編著　180元
⑰塑造堅強的個性　坂上肇著　180元
⑱爲自己而活　佐藤綾子著　180元
⑲未來十年與愉快生活有約　船井幸雄著　180元

・精 選 系 列・電腦編號25

①毛澤東與鄧小平　渡邊利夫等著　280元
②中國大崩裂　江戶介雄著　180元
③台灣・亞洲奇蹟　上村幸治著　220元
④7-ELEVEN高盈收策略　國友隆一著　180元
⑤台灣獨立　森　詠著　200元
⑥迷失中國的末路　江戶雄介著　220元
⑦2000年5月全世界毀滅　紫藤甲子男著　180元
⑧失去鄧小平的中國　小島朋之著　220元

・運 動 遊 戲・電腦編號26

①雙人運動　李玉瓊譯　160元
②愉快的跳繩運動　廖玉山譯　180元
③運動會項目精選　王佑京譯　150元
④肋木運動　廖玉山譯　150元

⑤測力運動　王佑宗譯　150元

・休閒娛樂・電腦編號27

①海水魚飼養法　田中智浩著　300元
②金魚飼養法　曾雪玫譯　250元

・銀髮族智慧學・電腦編號28

①銀髮六十樂逍遙　多湖輝著　170元
②人生六十反年輕　多湖輝著　170元
③六十歲的決斷　多湖輝著　170元

・飲食保健・電腦編號29

①自己製作健康茶　大海淳著　220元
②好吃、具藥效茶料理　德永睦子著　220元
③改善慢性病健康茶　吳秋嬌譯　200元

・家庭醫學保健・電腦編號30

①女性醫學大全　雨森良彥著　380元
②初爲人父育兒寶典　小瀧周曹著　220元
③性活力強健法　相建華著　200元
④30歲以上的懷孕與生產　李芳黛編著　元

・心靈雅集・電腦編號00

①禪言佛語看人生　松濤弘道著　180元
②禪密教的奧秘　葉逯謙譯　120元
③觀音大法力　田口日勝著　120元
④觀音法力的大功德　田口日勝著　120元
⑤達摩禪106智慧　劉華亭編譯　220元
⑥有趣的佛教研究　葉逯謙編譯　170元
⑦夢的開運法　蕭京凌譯　130元
⑧禪學智慧　柯素娥編譯　130元
⑨女性佛教入門　許俐萍譯　110元
⑩佛像小百科　心靈雅集編譯組　130元
⑪佛教小百科趣談　心靈雅集編譯組　120元
⑫佛教小百科漫談　心靈雅集編譯組　150元
⑬佛教知識小百科　心靈雅集編譯組　150元

⑭佛學名言智慧	松濤弘道著	220元
⑮釋迦名言智慧	松濤弘道著	220元
⑯活人禪	平田精耕著	120元
⑰坐禪入門	柯素娥編譯	150元
⑱現代禪悟	柯素娥編譯	130元
⑲道元禪師語錄	心靈雅集編譯組	130元
⑳佛學經典指南	心靈雅集編譯組	130元
㉑何謂「生」　阿含經	心靈雅集編譯組	150元
㉒一切皆空　般若心經	心靈雅集編譯組	150元
㉓超越迷惘　法句經	心靈雅集編譯組	130元
㉔開拓宇宙觀　華嚴經	心靈雅集編譯組	130元
㉕真實之道　法華經	心靈雅集編譯組	130元
㉖自由自在　涅槃經	心靈雅集編譯組	130元
㉗沈默的教示　維摩經	心靈雅集編譯組	150元
㉘開通心眼　佛語佛戒	心靈雅集編譯組	130元
㉙揭秘寶庫　密教經典	心靈雅集編譯組	130元
㉚坐禪與養生	廖松濤譯	110元
㉛釋尊十戒	柯素娥編譯	120元
㉜佛法與神通	劉欣如編著	120元
㉝悟（正法眼藏的世界）	柯素娥編譯	120元
㉞只管打坐	劉欣如編著	120元
㉟喬答摩・佛陀傳	劉欣如編著	120元
㊱唐玄奘留學記	劉欣如編著	120元
㊲佛教的人生觀	劉欣如編譯	110元
㊳無門關（上卷）	心靈雅集編譯組	150元
㊴無門關（下卷）	心靈雅集編譯組	150元
㊵業的思想	劉欣如編著	130元
㊶佛法難學嗎	劉欣如著	140元
㊷佛法實用嗎	劉欣如著	140元
㊸佛法殊勝嗎	劉欣如著	140元
㊹因果報應法則	李常傳編	140元
㊺佛教醫學的奧秘	劉欣如編著	150元
㊻紅塵絕唱	海　若著	130元
㊼佛教生活風情	洪丕謨、姜玉珍著	220元
㊽行住坐臥有佛法	劉欣如著	160元
㊾起心動念是佛法	劉欣如著	160元
㊿四字禪語	曹洞宗青年會	200元
51妙法蓮華經	劉欣如編著	160元
52根本佛教與大乘佛教	葉作森編	180元
53大乘佛經	定方晟著	180元
54須彌山與極樂世界	定方晟著	180元

國家圖書館出版品預行編目資料

時辰療法──危險時刻凌晨4時／呂建強、
許尚臣、曲永霞著，──初版
──臺北市；大展，民86
面；　公分──（健康天地；66）
ISBN 957-557-681-0（平裝）

1. 藥理學　2. 時間　3. 治療法

418.1

86000928

行政院新聞局局版臺陸字第100869號核准
北京人民體育出版社授權中文繁體字版

時辰療法──危險時刻凌晨4時　ISBN 957-557-681-0

編著者／呂建強　許尚臣　曲永霞
發行人／蔡森明
出版者／大展出版社有限公司
社　址／台北市北投區（石牌）致遠一路二段12巷1號
電　話／(02) 8236031・8236033
傳　眞／(02) 8272069
郵政劃撥／0166955－1
登記證／局版臺業字第2171號
承印者／國順圖書印刷公司
裝　訂／嶸興裝訂有限公司
排版者／千兵企業有限公司
電　話／(02) 8812643
初　版／1997年（民86年）2月

定　價／180元

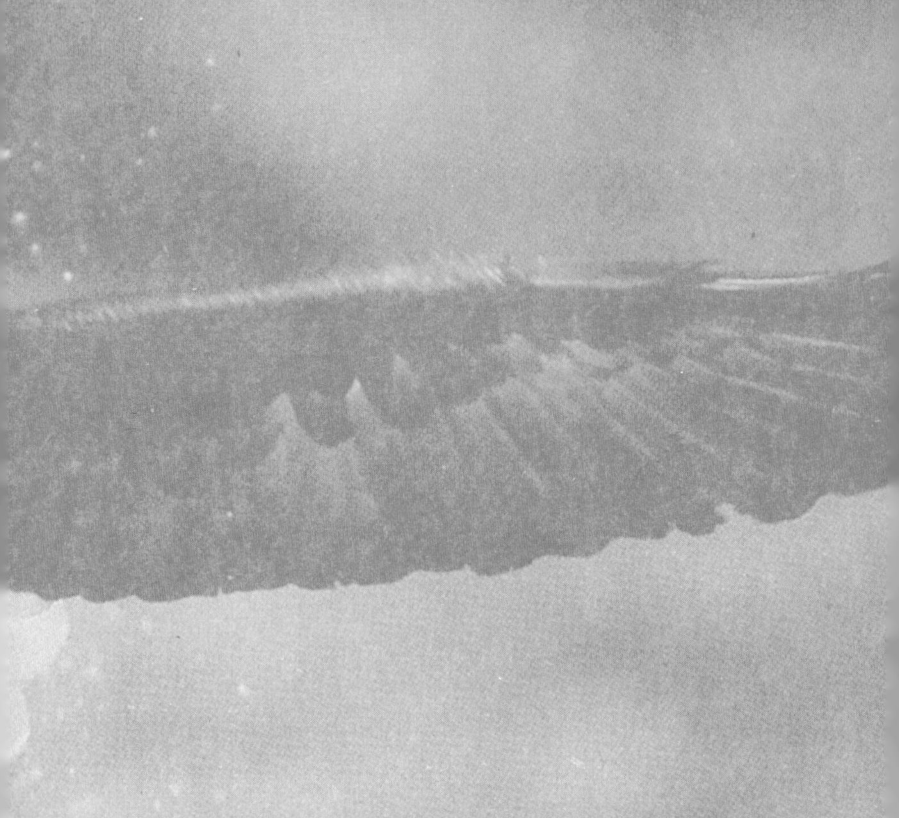

大展好書
好書大展

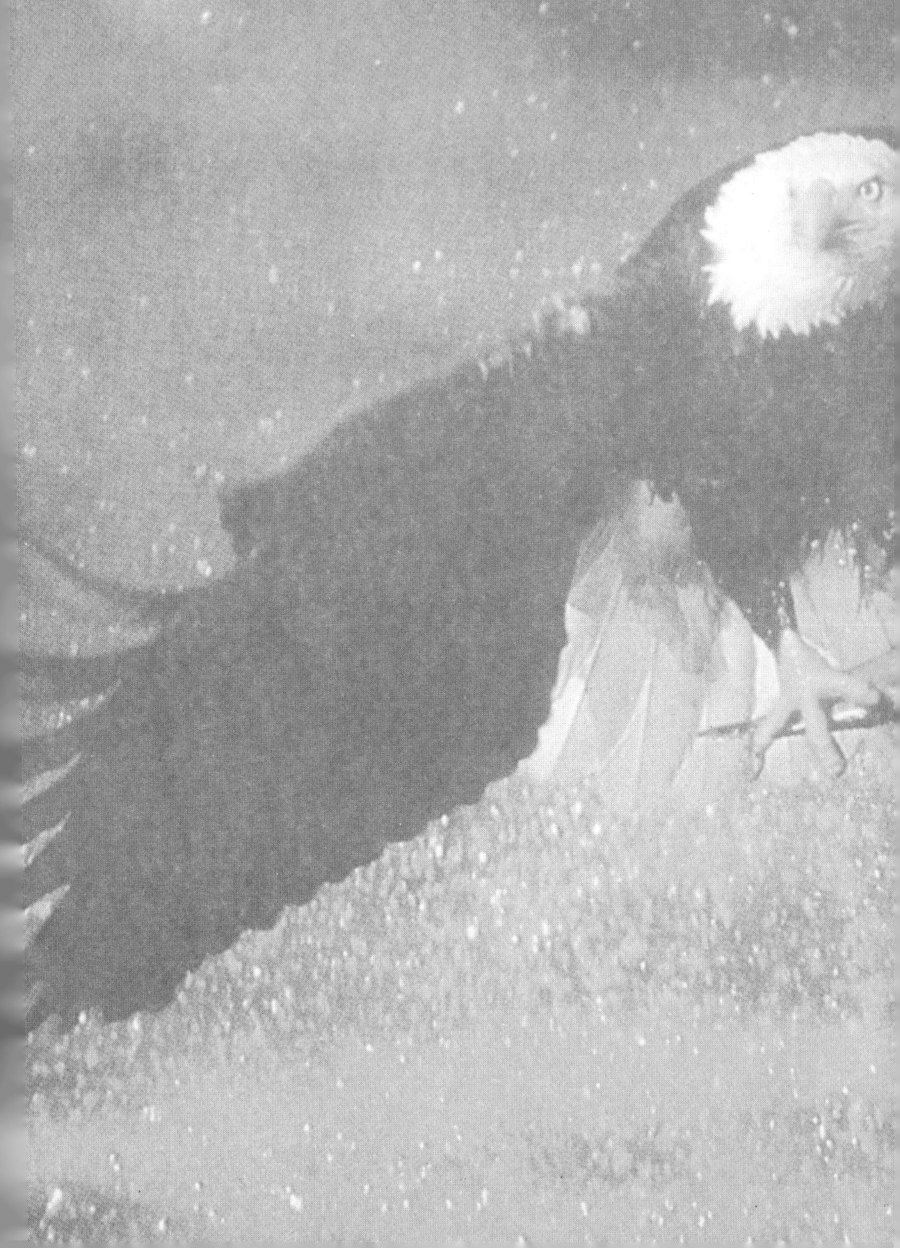